허리, 무릎 **관절 통증**

수술 없이 **고칠 수 있다**

허리, 무릎관절 통증 수술 없이 고칠 수 있다

초판 1쇄 2014년 5월 7일
개정 4판 1쇄 2018년 4월 4일

지은이 이건목

펴낸이 정 욱
디자인 신정란
펴낸곳 도토리하우스

주소 서울 마포구 잔다리로7길 12-4 (서교동 377-24)
전화 010-2445-7557 **팩스** 0504-234-7557 **이메일** dotorihouse21@naver.com
출판등록 2018년 01월 08일 제 2018-000005호
ISBN 979-11-963241-0-0 (93510)

도토리하우스(DOTORIHOUSE)는 일상생활에 활용할 수 있는 실용서를 추구하는 출판사입니다.
독자 여러분의 책에 관한 참신한 아이디어와 원고 투고를 항상 기다리고 있습니다. 간단한 개요와 취지, 연락처를 메일로
보내 주시면 연락드리겠습니다.

허리, 무릎 관절 통증
수술 없이 고칠 수 있다

이건목 지음

모든 척추·관절 환자들이
고통에서 벗어나길 바라며

필자는 20대에 사고로 허리디스크를 당하여 오른쪽 다리에 방사통이 있었다. 동료들의 치료를 비롯해 침 치료, 물리 치료, 주사치료 등을 열심히 받았지만 큰 효과가 없었고, 신경통은 더욱더 악화되었다. 당시 지금의 추나요법, 카이로프랙틱이라고 불리기도 하는 도수 치료로 어느 정도 치료 효과를 느꼈지만, 결국 허리병은 불치병이 되어 계속 악화되다와 호전되다를 반복하였다. 주사치료를 받던 어느 날 골밀도 검사를 해 보았더니 해당 부위에 골감소 현상이 보였다. 이후 우하지 좌골 신경통까지 더하여 하루에도 몇 번씩 척추 교정과 침 치료를 시행해야 했다. 하지만 증세는 완전히 회복되지 않았다. 그러던 어느 날 중국 남경으로 침도 연수를 다녀오게 됐다. 그곳에서 기적 같은 일이 일어났다. 침도 시술을 받고 스스로 척추교정을 하였더니 '뚝' 소리가 나면서 지금까지 불치병으로 알고 지내왔던 병들이 말끔히 사라졌다. 침도는 그렇게 매력적인 학문으로

다가왔다. 사실 침도는 1990년대 초반, 우리나라의 일부 대학을 중심으로 서서히 스며들었다. 필자는 그때부터 진지하게 공부를 시작하게 되었다.

2000년 침도 창시자인 중국의 중의사, 한국의 한의사 주한장이 뉴프런티어New frontier 정신으로 한의 외과학을 재조명하였다. 주 선생은 탁월한 창의력으로 입으로 전해 내려오던 구전의 침도를 현대에 많이 발생하는 질환에 적용하며 다양한 새로운 치료법을 개발하였다. 주 선생이 한참 고향에서 이름을 알리고 있을 때였다. 중국위생부 최고부장이 목 디스크가 있어 고생하던 중 중국 정부로부터 주한장의 소문을 듣고 그를 북경으로 올라오게 했다. 주 선생은 중국위생부 부장의 목 디스크를 단 한 번의 시술로 치료하고 인정을 받았다. 이후 중국 정부에서는 침도 연구병원을 600병상으로 크게 만들어주고 활성화시켰으며 해부학과와 같이 연구하게 하여 침도는 비약적 발전을 이루었다. 이처럼 중국은 침도를 국가 의료사업으로 지정하고 보급하였으며 2004년을 기준으로 세계침도학회를 구성하였다.

한국은 2008년 이전부터 활발히 연구해 왔다. 2008년 대한한의침도학회를 설립하였으며 한의사들이 계승하는 것을 공식화하였다. 2008년 산둥성(山東省)의 타이위안(太原)에서 공식 출발한 한국의 침도는 일부 대학과 일부 한의원에서 뿌리를 내리고 있다.

필자는 중국의 도침(소침도)을 처음 사용하면서 큰 매력을 느꼈지만 동시에 도침이 칼처럼 날카로워 출혈과 신경 손상의 문제가 해결되지 않아 고민에 빠졌다. 그러던 중 중국의 연조직학회 비서장인 유철 원장을 만나 기본 원리침을 이용한 침도를 공유하였다. 이후 타이위안(太原), 다롄(大連), 광저우(廣州), 타이산 산(泰山), 우루무치, 홍콩, 베이징(北京), 난징(南京) 등 30여 곳에서 수십여 차례 침도의를 만나고 학회와 학술 대회를 통하여 학문을 이루는 데 도움을 받았다. 그러던 중 2011년 말, 밀도와 부피를 이해하고 신경과 혈관의 손상에서 벗어날 수 있었다. 너무 기쁜 마음에 총칭하여 원리침도로 고전의 원리장침의 장점을 계승하였다. 신이 주신 선물이다. 금세기 가장 많은 치료 질병인 척추·관절의 획기적인 치료법을 신이 선사해주신 것이다.

이런 짧은 글로써 인류 척추·관절의 해법 풀이와 수술의 공포에서, 약물의 중독에서, 불안의 우울증에서 희망과 기쁨을 나누어 주고받을 수 있다면 매우 기쁜 일이다. 향후 원리침도의 길을 가게 될 후진을 위하여 희망의 글을 써볼까 한다. 이 글은 필자의 처음 가는 어려움과 실패를 적어 후진들이 실패의 아픔에 빠져 좌절하지 않고, 환자와의 갈등으로 가슴에 상처 입지 않게 하기 위함이다.

2013.10.18

이건목

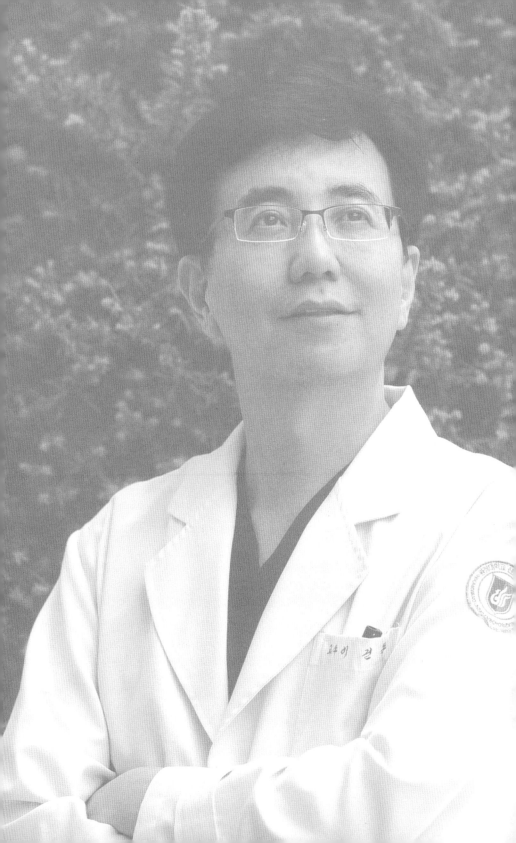

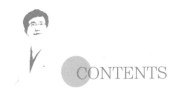

CONTENTS

2장 이건목의 원리침,
수술 없이 주사 없이

3장 Q & A로 풀어 본 원리침도

5장 기억에 남는 환자들 I

6장 기억에 남는 환자들 Ⅱ

1장

코리아 의술의
새로운 도전,
'원리침'을
개발하기까지

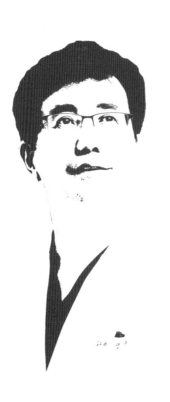

새로운 의술, 원리침을 만나다

1999년도에 중국에서 허름한 옷을 입은 어느 중년의 중의사 한 분이 오셨다. 자신의 침을 내보이면서 이 침은 도침이라고 하는데 조선어로는 "칼침"이라고 하였다. 이 도구로 여러 가지 병을 고칠 수 있다고 하였다. 특히 척추 질환과 주관절통을 잘 보는데 그때도 희귀하고 지금도 난치병에 들어있는 '강직성척추염'을 고칠 수 있다고 주장하였다. 한의사로 대학병원에서 36년을 근무하고 있었던 필자는 매우 놀라지 않을 수 없었다. 강직성척추염은 척추뼈가 서로 붙는 병인데 어떻게 가능한지 격렬하게 호기심이 일었다.

그리고 실제로 환자를 놓고 태연하게 척추를 따라 도침을 넣고 휘젓는 형태를 취하는 것이다. 팔꿈치 통증이 있는 환자를 보더니 기존의 치료법과는 전혀 다르게 근육 인대의 뿌리가 좋으니 횡이니 하며 색다른 인식과 새로운 치료법을 내세웠다. 흥미로웠다. 일주일간 시범을 보고 중국으로 돌아갔다. 이후 한국에는 중국침도 의사들이 간헐적으로 내원하였다. 2000년대에 들어서서 필자는 중국 다롄(大連)중심병원에 들른 적이 있다. 그때도 침도과에 들러서 침도 치료하는 모습을 보았다. 퇴행성 슬관절 환자인데 측부인대를 송해하는 모습이었다.

1987년 한의대를 졸업하고 병원에 수련의로 근무를 할 당시에는 한의학이 민초의학이었고 보약의 개념이 지배적이었다. 특히 필자에게는 사연이 깊고 의미가 있는 의학이었다.

필자는 1990년에 서울에서 학교에 다닐 때에 몸이 약해 코피가 자주 터져 피를 많이 흘렸다. 그때 감기약을 먹고 불이 꺼지는 천장을 보면 하얀 꽃이 왔다 갔다 하였고 얼굴에는 주근깨가 올라왔다. 식사도 잘 못하고 피를 수시로 흘려 미아삼거리에서 중앙청까지 출퇴근을 하다 보니 영양실조가 걸린 것이다. 칠판이 보이지 않고, 만사가 귀찮고, 의욕도 떨어졌다.

도시를 떠나 조용한 곳으로 내려가서 몸을 쉬고 싶던 차에 지방으로 내려가게 되었다. 안과에 가니 심한 고도근시로 진단이 내려져 안경을 쓰게 되었다. 칠판이 보이지 않아 수업을 받아도 알 수가 없으니 성적이 뚝 떨어진 이유를 알게 되었다. 엎친 데 겹친 격으로 시골 중학교 배정은 집에서 언덕을 넘어서 거의 10km에 가까운 거리를 걸어 다니거나 자전거를 타고 언덕을 올라다녔다. 집에만 오면 먹고 잠이 들었다. 어느 날 한약방에 가서 녹용보약을 먹고 나서 일주일이 되자 매우 재미있는 일이 벌어졌다. 나는 아침에 세수할 때 비누가 필요 없었다. 얼굴에 기름기가 없었기 때문이다. 그런 내가 세수를 할 때 얼굴 피부에 생긴 기름 때문에 물만으로는 세수를 할 수 없어 비누칠을 해야 할 정도였다. 그 이후 몸이 좋아지고 건강하다는 것을 느낄 수 있었다. 매우 충격적이었다. 필자가 한의학을 전공하기로 결심한 결정적인 순간이기도 하다.

그렇게 한의대 교수가 되어 2000년대에는 하루 백여 명에 이르는 환자를 보기 시작하였다. 적당한 한의학과 새로운 한의학 기술을 보태고 어느 정도의 양의학을 독학하였더니 환자들이 신선해 하였다. 그런데 항상 마음에 의문점이 있었다. 침과 약 그리고 추나치료의 효과는 어느 정도 한계가 있었고, 치료 기간이 길어서 멀리서 오는 환자는 고치기 힘들었다. 잘 치료되었던 환자가 갑자기 급성으로 디스크가 터져 마비가 오거나 협착이 심해 회복이 되지 않으면 환자들에게 실망감을 안겨 줄 뿐만 아니라, 수술실을 보낼 때 필자의 자존심 또한 말할 수 없이 붕괴되었다.

한편, 양방에서는 수술의 후유증이 계속 이슈화되고 있었다. 그 결과는 매우 심각하였다. 때로 환자들은 절대 회복이 불가능한 상태로 내원하였다. 그 중 서울에서 온 어느 60대 환자는 정색을 하면서 말하였다.

그는 "혼자만 수술 없는 치료법 연구하지 말고 언론에 노출을 해야 할 것 아닌가. 나는 몰라서 수술하였는데 지금 너무 힘들게 살고 있다"며 원망을 하였다. 한의학을 하는 의사이면서 교수로서 죄송한 마음과 착잡한 마음이 들었다.

어렸을 때 신문에 뽕잎 아니면 버드나무를 또는 쇠무릅나무를 삶아 먹으면 무릎 퇴행성 관절염과 허리 병이 낫는다는 광고를 보고 자란 우리 세대. 90년대에는 허리 수술을 하면 보통 10~15cm 정도 허리에 절개를 하고, 수술 후 장애인 진단서를 받고 조심스럽게 산다. 그러다가 5~6년이 지나면 통증이 이전에 있었던 것처럼 혹은 그 이상으로 갑자기 재발하면 해결이 되지 않는 상태가 된다. 대학병원이라고 찾아가도 '왜 이리됐느냐'고 핀잔을 줄 뿐 의사에게도 도움을 받을 수 없는 상황에 놓인다.

이처럼 허리 디스크가 심하게 탈출되지 않은 젊은 사람들의 경우 좋은 효과가 있지만, 그렇지 않은 경우에서는 대부분 속수무책인 상황이 계속되었다.

그러다가 90년대 후반 이후 미국에서 공부한 의사들이 척추주사 시도로 심한 급성 디스크와 만성 디스크 증상을 일부 호전시키는 데 성공하여 척추 비수술 요법이 광풍이 불듯 유행처럼 번졌다. 그러나 주사를 연속적으로 주입하면서 부작용이 속출했고, 결국에는 3회 이상 사용하지 못하였다. 심한 환자는 처음 주사를 맞을 때는 효과가 있지만, 주사를 맞는 횟수가 늘어나면서 효과가 현저히 줄었기 때문이다. 결국 주사요법을 주로 전공하는 의사도 탈출성 디스크나 만성 디스크 그리고 협착성 질환을 치료하기에는 주사요법의 한계가 있다고 인정할 수밖에 없었다.

수술은 유착 개념이 더욱 문제가 되었다. 수술 후 신경 주변에 염증성으로 조직과 같이 붙어버려서 몸이 움직이면 잡아당기는 신종 질환까지 만들어 내기 시작하였다. 뼈에 일부를 제거하고 디스크를 제거하는 방식은 척추 간의 균형을 잃게 하여 짧게는 1~5년 사이에 척추가 무너져서 돌아가기 때문에 재탈출 되었다. 그로 인해 인공디스크를 삽입한 후에 후궁에 쇠 구조물을 넣어 연결하는 척추융합술이 시행되었다. 하지만 척추융합술 이후 1차 시행한 구조물의 상하가 견디질 못하고 연쇄적으로 디스크 탈출이 이어지는 상황에 이르게 된다.

이 글을 쓰는 순간에도 10년 전 3, 4, 5추에 척추융합술을 받은 60대 부인의 저명한 남편에게서 전화가 왔다. 통화에서 환자가 2개월 전 시술 후별 차도가 없다가 3일 전부터 호전되어 400m를 걸었다고 좋아했는데 다시 20m를 걸으면 하지통증이 와서 걷질 못한다고 말했다. 단 400m를 보행하는 것이 놀라운 일이라는 사실이 너무 힘들지 않은가.

다시 원점으로 와서 우리가 쓰는 침, 약, 추나도 돕지 못하고 주사도 되지 않으면 디스크를 빼내기 위한 뼈를 자르거나 떼어내거나, 더욱 심한 경우 디스크를 제거하고 뼈에 나사를 박는 수술을 선택해야 한다. 물론 요즘은 뼈를 손대지 않고 내시경으로 디스크 일부를 제거하지만 그런 수술도 문제가 있다.

어느 젊은 부부가 병원에 찾아왔다. 강원도에서 나름의 삶을 즐기는 일상과 작업을 하는 선남선녀로 보였다. 세태가 그러하니 만혼이 되어 결혼해 부인의 나이는 마흔이었고, 임신이 되지 않아 의학의 힘을 얻어 인공수정을 하는 것 같았다. 하지만 부인은 내시경으로 디스크를 일부 제거한 후부터 척추가 돌아가는 경우가 많은 듯 했다. 그러면 침이나 추나치료로 척추를 돌려놓아야 하기 때문에 몇 주씩 고생을 하게 된다.

필자는 그 선남선녀의 출산 후 미래가 영화처럼 그려졌다. 임신 중에 잘못되면 척추디스크가 탈출되어 화장실을 가지 못하게 된다. 그렇게 되면 119 구급소방차에 실려가 소변을 누지 못하면 방광에 카테터를 꽂아 소변을 빼내게 된다. 카테터를 많이 사용하면 염증이 생겨 항생제를 쓰지 못하는 경우도 있다.

출산 후에는 더 심각한 상황이 계속된다. 아기에게 모유를 수유하거나 목욕을 시키느라 허리에 무리를 줄 수밖에 없다. 한데 이처럼 처녀 시절에 디스크가 발병했거나 수술한 환자는 아이 키우는 과정에서 허리의 부담을 견디지 못한다. 허리가 안 좋은 산모가 아기를 돌보는 과정에서 디스크가 크게 터져 하지에 마비감이 와서 치료해준 경험들이 머릿속을 스쳐 지나갔다.

이런 과정에서 중국의 침도 연구를 다시 시작했다. 척추관절 외과의를 하다 수술을 하지 않고 침도를 하는 중국연조직학회 비서장 유철 원장을 만나서 학회 참관 및 교류를 하였다. 2008년 9월 산시성(山西省) 타이위안(太原)에서 개최된 세계침도학회 4차 대회에 대한침구학회장으로 참석

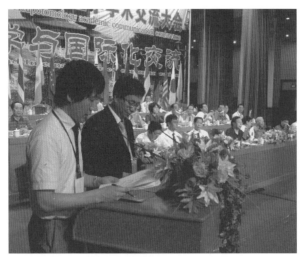

2008 산시성

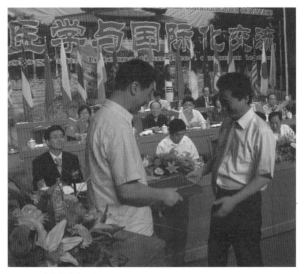

2008 산시성 안강 교수

허리 무릎 **관절 통증** 수술 없이 **고칠 수 있다**

하여 침도 고수들을 만나 교류하였다. 그 이후로도 계속하여 중국침도학회와 세계침도학회를 참관하게 되었다.

2008년 9월, 타이위한 세계침도학회 참석

2008년 9월 한의학회에서 대한침구학회장을 맡고 있는 나에게 중국침도학회에 대신 참석해 달라는 부탁을 했다. 당시 한의학회에서 직접 참석하려 하였으나 사정이 생겨 나에게 부탁을 한 것이었다. 그렇지 않아도 90년대부터 꾸준히 침도의 세계를 들락거리고 2000년대도 다롄(大連)의 중심병원에서 침도를 견학하였으며 유철 연조직학회 비서장과 침도 연수 및 토론을 해오던 차에 매우 반가운 일이었다.

산시성(山西省) 침도학회의 성수강 부회장이 마중 나왔다. 우리나라에서는 한의학회 이사, 통역관, 김성철 교수, 홍권의 교수, 이언정 교수 등이 함께 타이위안(太原)에 도착해 제4차 세계침도학회에 참석하게 되었다. 성수강 대회위원장은 성격이 매우 친절하고 사려가 깊었다. 첫날 외국인들과 함께 위원들을 초대하여 함께 식사를 하였다. 말레이시아 위원장이 작은 소침도를 꺼내서 이리저리 설명을 하자 항상 학구적인 김성철 교수님이 이것저것을 궁금해하며 많은 질문을 하였다. 그들과 침도 이야기를 나누고 기념 촬영을 한 후 숙소 호텔로 돌아왔다. 저녁 한가한 시간을 이용하여 야경을 둘러보았다. 방문할 때마다 느끼는 것이 중국은 기본적으로 사람이 많다. 차도 많고 가는 거리마다 사람들로 북적여 활기가 넘쳤다.

다음날 공식 행사가 있었다. 필자는 한국에서 준비해 간 주한장 흉상을 단상에서 선물로 주최 위원회에 기증하였다. 중국은 멀리서 온 손님을 잘 접대하고 그 손님에게 기념품을 기증하며 손님도 답례로 기념품을 선물 하는 풍습이 있다. 우리도 많은 심사숙고 끝에 좋은 선물을 구상하였다. 주한장은 인류에 많은 영향을 끼칠 중요한 인물이다. 단상에서 그의 업적 과 그와의 만남을 매우 감사하게 생각하며 최고의 만남이었다고 찬사를 보냈다. 단상에는 주로 침도학회 주역들과 회장단들, 각 지역 부회장들, 외국 귀빈들이 착석하고 소개를 받으면서 한마디씩 연설을 하였다. 침도 의 여러 섹션에서 강연이 열렸다. 재미있었다. 책들도 전시, 판매하고 있 어 여러 권 구입한 후 다시 숙소에 돌아왔다.

다음날 공동회의장에서 발표가 시작되었다. 원로교수 두 분인 한진 교

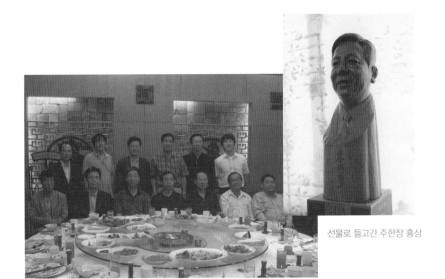

선물로 들고간 주한장 흉상

산시성(山西省) 타이위안(太原) 제4차 침도학회 초청전야제_교수들과 함께

허리 무릎 관절 통증 수술 없이 고칠 수 있다

수와 주수천 교수가 좌장으로 나와서 일반 발표자들을 진행시켰는데 재밌는 것은 발표자들의 수준이 낮은 경우에는 가차 없이 중단시키고 질책한다는 점이다. 대부분 교수들은 일정이 바쁘다고 돌아갔고, 마지막으로 열정적인 이언정 교수님이 남아계시다 마지막으로 돌아갔다. 나는 학회를 마치고 북경에서 넘어온 친구와 타이위안(太原)을 구경하고 다음날 중국 웨이하이(威海)로 향하였다.

2009년 4월 광저우(廣州) 국의관 병원의 해부학전문가 한진 원장과의 만남

꾸준히 침도 공부를 구체적으로 시행하고 그동안 모은 임상 결과를 논문으로 정리하여 학회에 발표하고 심평원에 신의료 기술로 신청하였다. 90년대에는 특별히 기술을 신청하지 않고 사용하였으나 국가가 의료행위를 90년 후반부터 구체적으로 규정하고 단장하기 시작하였다. 2000년쯤에 한의학도 한의학적 의료행위를 전반적인 책자를 만들어 다시 재편하였다. 이때 필자는 도침을 한의사가 쓰는 침치료 중에서 '한방의료행위 급여 부분'으로 등재하였다. 이것이 도침술이 된 것이다.

이렇게 침도가 여러 형태로 커지고 있었다. 이후부터 웨이하이(威海)의 유철 중국연조직학회 비서장과는 1개월에 1회씩 1~2주간 짧게는 3일씩 계속 교류가 있었다. 그러나 학문을 하다 더 진전이 없자 더 실력 있는 고수를 만나고 싶어졌다.

아시안게임이 열렸던 광저우(廣州) 국의관 병원에 방문하여 한진 교수를 찾아갔다. 한진 교수는 해부학전문가다. 광저우의과대학 해부학 교실은 세계적으로 유명하다. 그는 해부학 교수를 하다가 주한장 교수를 돕게 되었다. 주 교수의 해부학 교육을 도와주다 그의 제자가 되어 침도를 연구하여 대가가 되었다.

내가 도착했을 때에는 날씨가 몹시 무더웠고 수시로 굵은 빗방울이 쏟아져 내렸다. 전형적인 남쪽의 중국풍경이었다. 한진은 다른 동료 한 분과 같이 마중 나왔고 극진히 대접해 주었다. 다음날 진료실로 갔다. 마침 목디스크 환자가 왔다. 중년의 남성이었다. 한진은 한국침도학회장이라고 그에게 나를 소개하면서 먼저 시술을 해 보라고 하였다. 극구 사양하고 참관을 하였다. 그는 환자를 엎드린 상태에서 목을 옆으로 눕게 하고 침도를 목으로 넣어 치료했는데 매우 능숙하였다. 30년 정도 침도를 하였으니 그럴 수 있겠다는 생각이 들었다.

세계침도학회에는 목의 경추 송해 시 옆으로 하는 법을 주장한다. 반면 연조직학회 출신은 안전을 위하여 송해 시 뒤로 해야 한다고 주장한다. 옆으로 하면 후관절이 크게 박리될 수 있으나 초보자는 위험할 수 있기 때문이다. 이런 논쟁은 필자가 이런 점을 보완하여 앉거나 엎드려 후관절을 크게 박리시켜서 손과 등의 통증을 소실시키는 치료법을 연구하는 데 큰 동기가 되었다.

다음날은 손가락을 구부리고 펼 때 불편한 증상과 통증이 발생하는 탄발지(수지건초염) 환자가 왔다. 침도의 유형인 칼날이 이분화된 침도로 손상된 건초 주위를 뜯어내는 치료 후 탄발지가 회복되어 손이 오그라들고 펼 때 소리가 나지 않았다. 그와 많은 환자를 보며 토론하고 이야기를 나누었다.

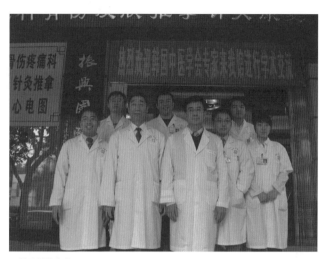
한진 병원에서

　그와 아침부터 같이 진료를 하고 식사를 하였는데 그 지역은 닭발 요리와 돼지고기가 주요리였다. 뼈와 발톱이 있는 그대로 요리하여 먹는데 내가 느끼기에는 진미였다. 아시아 올림픽 전이라 100층에 가까운 높은 건물이 강변을 따라 솟아 있었다. 강 주변을 따라 야경을 구경하는 유람선을 탔다. 대한중국담당 주광수 이사와 북경을 관람하고 일행들이 먼저 떠난 후 혼자 비행기를 타고 귀국하면서 이 도침의 침도요법을 국내에 꼭 들여와 성장시키겠다고 생각하였다.

　마치 목화씨를 붓에 넣고 온 문익점처럼 가슴이 설레었다. 삼베옷과 동물 가죽을 입고 사는 동포 백성을 보면서 얼마나 돕고 싶었을까. 따뜻하고 포근한 목화솜옷을 입게 해주고 싶은 꿈이 있었을 것이다.

　통역관으로 같이 침도 유람을 하였던 주광수에게 오늘 전화가 왔다. 중국에서 KBS 중국 파견팀으로 중국의 한·양방 협진과 한방 치료 중 양방 치료보다 월등한 치료법을 소개하는 방송 일을 하고 있다는 소식을 전했다.

2009년 5월, 중국침도학회 초대를 받다

그렇듯 항상 인류는 새로운 곳, 더 높은 곳에 도전하고 싶어 하며 또한 이루었다. 2009년 5월 지난(濟南)에서 열리는 중국침도학회에 초대받았다. 광저우(廣州) 국의관 병원 한진 교수의 초대가 있었다. 한진 교수는 광저우(廣州) 의과대학의 자랑인 해부학관을 소개해 주었다. 정말 세계 어디에 내놓아도 자랑스러울 정도로 인체 해부학을 잘 정리해 놓았다. 인체의 실체를 정밀하게, 신경혈관 모든 부위를 매우 정밀하게 염색 도포하여 잘 정리하였다. 제남에서 중국의 침도 대가들은 고루 인사를 나누며 반가워하였다. 문화일보 이정세 기자가 함께 가서 녹화도 하고 인터뷰도 하였다.

그리고 며칠 후 지난(濟南)에서 만난 빈주병원장 장형봉이 원리침 이야기를 하였다. 기존의 침도의 기술이 아닌 원리침 이야기를 하는데 너무 호기심이 났다. 그리고 우리 일행은 작은 차를 타고 8시간 정도의 여행을 떠났다. 한참 가다 보니 말로만 듣던 황하강을 건너게 되었다. 황하강에서 유래된 인류는 강의 황색 빛깔을 보호색으로 삼으며 살아왔다는 이야기를 들었다. 이 강을 지나면서 강에 얽힌 중국의 재미있는 이야기를 들을 수 있었다. 그 중 양귀비 이야기'를 소개한다.

중국 당나라 현종 때의 일이다. 고아였지만 예쁘고 총명한 옥환이라는 여자아이가 양씨 가문의 양녀로 들어가 살던 중 현종의 16번째 아들이던 수왕에게 간택되어 수왕비가 된다. 현종의 황후였던 무해비가 세상을 뜬 후 현종은 며느리인 수왕비의 미모에 반해 아들로부터 며느리를 뺏게 된다. 그때 현종의 나이 56세 양귀비의 나이 22세였다고 하니 정국은 혼란해지고 현종은 간신배 이림보의 농간에 놀아나게 된다. 당시 이림보의 땅은 황하강 상류에서 황해 바다까지 남의 땅을 안 밟고도 갈 수 있었다고 한다.

황하강은 30여 개의 인공산을 만들어 공원을 만들 정도로 그저 평평한 대륙이 계속 이어졌다. 저녁이 다 되어 도착하니 우리를 빈주의 검사장이 초대하여 만찬을 만들어 주었다.

다음날 진행된 원리침의 사용은 매우 흥미로웠다. 신경이 나오는 외구로 들어가 신경공을 넓히는 시술이었다. 현재 필자가 완성시킨 원리침 요법의 일대 근간을 이룬 새로운 시술이다. '보는 것이 최고의 스승'이라는 말을 새삼 느낄 수 있었다. 그 이후 많은 상상력과 시뮬레이션이 우리 구침인 대침과 원리침이 합체되어 동양의학이 새롭게 진일보되는 계기가 된다.

2009년 7월, 웨이하이(威海) 침도 학습

2009년 7월, 웨이하이(威海)에서 일주일 내내 원리침의 이론적 학습과 실습을 병행하였다. 물론 기본적 이론은 유철 연조직학회 비서장과 함께 하는 마라톤 학습이었다. 그리고 태산(泰山)이 있는 타이안(泰安) 의과대학에 사체 해부를 하러 떠났다. 그때 손에 쥐고 떠난 여행 책은 대일 카네기의 「자기관리론」이다. 새로운 세계를 만드는 과정은 매우 흥미롭지만,

또한 몹시 불안하기도 하다. 나는 불안할 때마다 카네기의 철학을 계속해서 읽었다. 그래서 주문처럼 두려움을 떨쳐냈다.

그곳 관계자들은 한국인이 자신의 대학에서 해부를 하겠다고 하니 매우 진지한 모습이었다. 타이안(泰安)시 의사부장이 일행을 이끌고 나왔다. 만찬이 이루어졌다. 의사부장은 현재 세계 경제의 불황을 중국이 잘 버티고 있어 안정되고 있다고 하였다. 중국이 점점 세계의 중심이 되고 있다는 생각이 거듭 들었다.

다음날 태안 의과대학을 졸업하고 중의학(한의)을 배워 인근에서 침도 진료를 하고 있는 의원을 방문했다. 그곳을 가보니 환자 대기실에 목 디스크와 협착증 환자들의 치료 전후 MRI 사진들을 걸어놓았다. 치료 후 경추 곡선이 호전된 상황을 한눈에 비교해 볼 수 있었다. 매우 충격적이었다.

7월 중순이라 태안 의과생들은 여기저기 앉아 시험공부 하느라 한국 학생들처럼 분주하였다. 한쪽에선 시험을 다 끝내고 졸업생들이 기념 촬영을 하고 있었다. 그 유명한 태산(泰山)이 학교 뒤에 우뚝 솟아있었다.

시체실에 들어가 해부학 교수 두 분과 침도외과 왕연군 원장, 유철 연조직학회 비서장, 그리고 주광수와 함께 들어갔다. 주광수는 사진 촬영과 동영상 촬영의 일을 맡고 있었는데 시체실을 들어간다고 하니 식은땀을 흘리고 두려워하였다. 그 모습이 매우 우스꽝스러워서 놀려주었는데 사실 나 역시 오랜만의 경험이라 그리 편하지만은 않았다.

왕 원장은 선대(先代)도 외과의를 하셨고, 자신도 외과의를 하는 중이며, 외동딸도 치과대학에 입학하였다고 하였다. 특히 그의 부친이 6.25 한국 전쟁 때 한국의 군의관으로 참전했다는 말을 하여 흥미로웠다. 그는 참으로 성실하게 우리 팀 아니 나에게 시체 해부를 통해 알아야 할 내용들을 꼼꼼하게 일러주었다.

큰 빚을 졌다. 침도 해부 중 해부용 칼에 내가 손가락을 찔렸다. 그 와중에 왕 원장 일행은 중국에서 전쟁 중에 캐나다 의과의사가 수술 칼에 손을 다쳐 결국 파상풍으로 죽어서 중국에서 그를 기려 동상을 세워주었다는 말을 해 주었다. 그 즉시 왕 원장 병원에 들러 파상풍 주사를 맞은 후 호텔로 돌아왔다.

나흘간 시체 해부를 집중적으로 하니 침도 들어가는 부위는 거의 다 열어 보았다. 수술하지 않고 즉, 보지 않고 침도를 찔러보고 피부 가죽을 들추어 잘 들어가 뼈에 닿는지 확인해보는 등 실제 연습을 계속하였다. 오전만 하고 끝내려 하기에 사정을 하여 오후까지 계속 하였다. 이미 인체에 1,000건 이상 시술해보았기 때문에 인체를 이해하는 것이 그리 어렵지는 않았다.

타이안(泰安) 시내에 한국 음식점이 있어서 돌솥비빔밥, 고기쌈, 삼겹살 등을 먹도록 배려해 주었다. 그들은 의사들이라 다른 중국인들보다 술을 절제하였고 저녁 식사 후 곧바로 휴식을 취하였다.

중국여행을 혼자 다닌지 오래되어서 중국 텔레비전도 잘 보았다. 다음 날 새로 이전되는 태안의과대학을 견학하고 공자와 맹자의 고향인 두 동네를 방문하였다.

지난(濟南)시에서 공자의 고향인 곡부(曲阜)까지는 약 120km, 곡부에서 맹자의 고향인 추성(鄒城)까지는 약 23km이다. 먼저 추성으로 향했다. 죽죽 뻗은 길이 시원하다. 도로를 닦은 지는 몇 년 되지 않은 것 같다.

2009년 10월, 베이징(北京) '주한장 교수 기념학회' 참석

2009년 9월, '산본원광대한방병원'에 유철과 주광수를 초청하여 원리침도와 침도를 시술하였다. 10월에는 베이징에서 열린 '주한장 교수 기념학회'에 참석하였다. 주수창 박사가 후한 식사로 우리 일행을 대접하였다.

필자는 좀 더 남아서 베이징 침도 병원을 견학하여 침도의사 시소양의 대퇴골두괴사 환자와 퇴행성 슬관절 환자 등 여러 환자의 시술을 함께 하였다. 주한장 기념일에 그의 기념학회에 참석하고 위해의 유철 병원에 들른 후 귀국하였다. 이후 박영진 박사를 초청하여 같이 생활하면서 주한장 초기에 시술을 전수한 박 원장의 여러 침도 시술법과 수침도 시술법을 전수받았다.

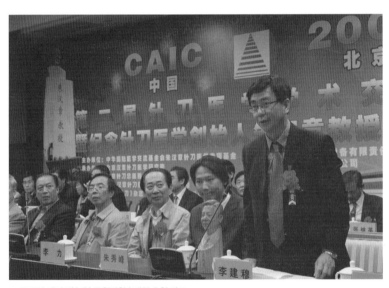

2009년 베이징(北京) 주한장학술대회 초청 발표

2010년 '웨이하이(威海) 광화병원'과 교류하여 이광하 원장의 3차 신경 시술법을 토론하였으며 7월에 산본 병원에 초청하여 한국의 진료 시술기를 싸게 구매하여 귀국하였다. 그 해 10월부터 12월까지 계속하여 박영진 원장과 같이 여러 시술을 시행하였다. 2011년 5월 대련침도학회에 주국경 원장의 초대로 학회에 참석하였는데 중국 의사들도 침도에 놀랄 만한 관심을 가지면서 아침 8시부터 밤 11시까지 끊임없는 강의와 수련을 하였다. 총 일주일간을 말이다.

이제 중국 의사들도 개인 병원을 하여 자본화할 수 있으니 그 열정이 대단하였다. 당국진 원장의 인체해부학 강의 중 슬관절 퇴행 시 관상인대 coronary Ligament의 핵심 체크는 향후 슬관절 치료에 많은 도움이 되었다.

이후에도 일주일간 당국진 교수의 해부 학습이 계속됐지만, 필자는 일정이 바빠서 다롄(大蓮)에서 돌아와야 했다. 대신 주광수에게 공부를 계속하게 하고 한국에서 근무가 끝나고 밤새 해부학 공부를 다시 하였다.

2011년 7월, 난징(南京) 자골 침도 학습

2011년 7월, 왕자평의 초청으로 2주간 남강 자골 침도 학습을 떠났다. 새로운 기구로 시술하는 왕자평의 시술 모습은 매우 인상적이었다. 중국 전역에서 온 젊은 의사들이 아침 8부터 밤 12시까지 쉬지 않고 수학했다.

더운 여름과 계속된 우기에 식사가 변변치 못하고 계속된 학습으로 몸이 지칠 대로 지쳐갔다. 모기도 대단하였다. 2011년 9월에 한국에 왕자평, 정자덕 원장과 주광수 이사가 초청되어서 임상 실습을 시행하였다. 2011년 9월

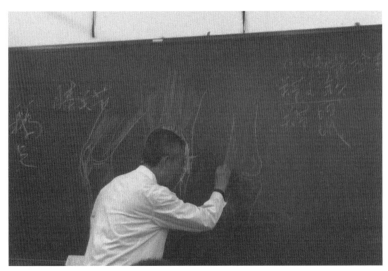
2011 슬관절 당국진 인체해부

난징(南京) 고약반 학습에 전강에서 온 이옥당이라는 의사의 강의를 다른 직원을 보내 학습하게 하였다.

2011년 10월에 베이징침도학회에 참석했다. 학회에서 한국의 침도학을 소개하고 정자덕 원장의 초작병원으로 향했다. 베이징 기차역에서 기차와 버스로 11시간을 이동해 병원에 도착했다. 말로만 듣던 3층 침대칸을 이용하였다. 환경은 열악하였으나 긴 여행을 통해 많은 공부를 주고받았다. 함께한 주광수 이사는 이번에 한의과 대학에 시험을 보러 간다며 한의 총론을 여행 내내 정리해주고 강의해 주었다.

원래 신경외과 출신인 정 원장은 여동생이 산부인과 수술 중 사망해 수술을 버리고 침도 공부를 하여 병원을 세웠다. 서로 학문적 강의를 하고 침도 시술을 시행하였다. 내구, 외구의 개념과 혈종의 개념을 정리하는 큰

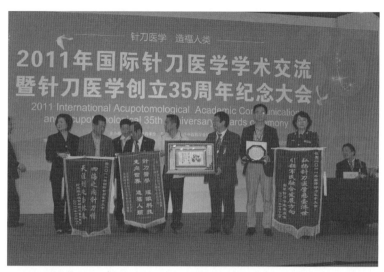

2011년 난징(南京)

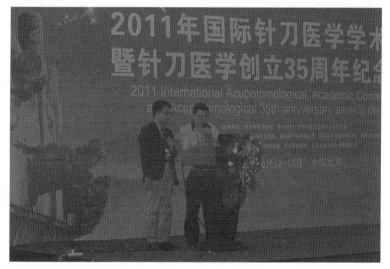

2011년 난징(南京) 발표 중

허리 무릎 **관절 통증** 수술 없이 **고칠 수 있다**

수확을 얻었다. 한국으로 돌아가는 아침에 잠자리에서 일어나니 '아!, 이제 뭔가를 연구할 수 있겠구나'라는 신념이 가슴 깊이 느껴졌다.

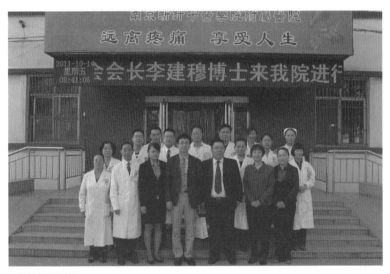

2011년 초작병원

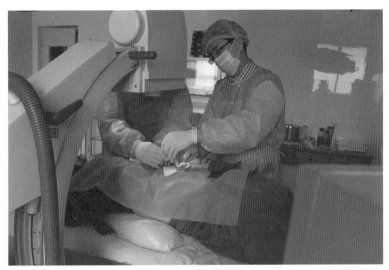

2011년 초작병원에서의 실습

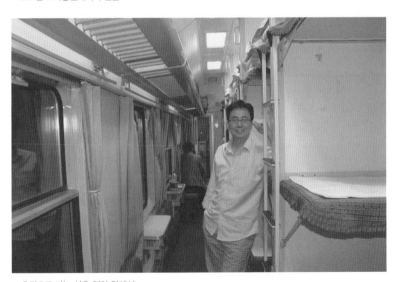

초작으로 가는 삼층 열차 안에서

허리 무릎 **관절 통증** 수술 없이 **고칠 수 있다**

2011년 12월, 왕암 원장 초청 '숙천 침도 견학'

2011년 12월, 왕암 원장 초청으로 숙천 침도 견학을 갔다. 난징공항에서 300km를 차로 이동했다. 밤에 도착하여 그쪽 병원 식구들과 식사 후 그의 병원에 도착하였는데 그는 '미창'이란 치료법을 시행하여 하루에 수십 명을 치료하고 있었다. 갈 때마다 숙천도 지방 TV 방송이 따라다녔고 또한 여러 새로운 미창 기술을 볼 수 있었다. 그는 한의사로 초기에 병원이 안 돼서 고생했지만, 이제 500병상 규모의 병원 투자자가 되어있었다.

오는 길에 남경의 왕자평을 만나서 향후 한중학술대회를 만들어 세계로 침도를 펼칠 수 있도록 하자고 결의하였다. 중국엔 침도가 왕자평이 미주, 유럽, 일본으로, 한국에는 필자가 특허를 내어 공유하며 생산 공장을 만들고, 공동으로 책을 쓰기로 합의하였다. 이후 한국에 들어와서 환자들과 계속 연구하며 나날이 치료 기술을 완성시켰다. 2012년 11월 남경세계 침도학회에 참석하여 다양한 논문을 섭렵하고, 2013년 8월 다시 남경에 들러 교류하였다. 2013년 11월 대한침도학회에 왕자평과 주광수를 초청하여 서로 그동안의 실력을 보여주고 침도학회 회원과 4시간의 토론식 강연을 하였다. 다음날 대한한의학회 주관 '2013년 코엑스 전국학술대회'에서 나란히 강의를 하였다.

아직도 수많은 침도 명의들을 초대하여 보고 배우고 토론하고 싶다. 내과, 산부인과 등의 전문의도 만나고 싶다. 그동안 도와주신 많은 중국 의사들을 만나 다시 감사 인사를 전하고 싶다.

허리 무릎 **관절 통증** 수술 없이 **고칠 수 있다**

한국에서는 1988년 서울올림픽을 기점으로 급속도로 한중 관계가 친해지면서 교류가 활발해졌다. 이후 주로 조선족을 통하여 침과 침도과 상호교류되었고 원광대 출신자들이 주로 소침도 수준으로 사용하기 시작하였다. 2000년에 들어와 세계침도학회가 더 분주해지고 큰 도시에 침도 시술소가 다롄, 베이징, 광저우, 상하이(上海), 홍콩 등으로 뻗어 나가서 침도 치료가 국민건강보험으로 된 지역도 있다.

그런 상호 교류 중 필자가 대한침도학회 중 웨이하이(威海)의 주광수 이사를 소개받아 유철 치료를 처음 보고 타이위안(太原) 세계침도학회 결과 보고 후 한국교육문화회관에서 한의침도학회를 결성했다. 경희대 원장과 동국대, 동신대, 세명대, 대전대, 우석대, 동의대, 대구대 전 수련의와 침구과 교수들이 모여서 침도의 미래와 향후를 결정하였다.

필자는 홍권희 교수, 이은용 교수 등과 같이 논문을 작성하였고 임상 실습을 필자의 병원에서 했다. 이제동 경희대 교수도 보고 갔으나 병원 사정으로 진행을 하지 못하고 있었다. 우리 팀은 소침도, 침도, 원리침, 수침도, 갈고리침, 디스크침, 화침, 파침, 좌골감압침, 부침으로 침법이 계속 진행되어 나갔다. 특히 침도 치료 절개로 인한 부작용인 '신경 혈관 손상'을 완전히 예방하고 마취 단계를 향상시켜 부작용이 거의 없는 단계에 이르렀으며, 수면마취로 반수면을 유도하여 진통의 고민과 수면의 불안감을 해결하였다.

이후 초기의 원리침을 침구학회와 대한여한의사협회에서 주관하는 학회에서 강연하였다. 당시 본원의 환자가 출혈이 심하여 혈액을 투여하는 중에도 강연은 계속됐으며 함평 한의학학술대회의 강의를 끝으로 지역의 강의는 잠시 휴식을 하기로 했다.

실제로 필자는 1990년부터 통증에 관심이 많아 『한방통증대전』과 『만성 통증Chronic Pain의 주역서』를 번역하였다. 그렇게 5년쯤 되니 실력은 느는 것 같은데 중증 디스크, 목 허리 협착증의 벽을 만나고 말았다. 그러하던 중 도구의 변화로 많은 새로운 시도가 있었고 이제 중증 협착증 디스크 질환을 어느 정도 해결할 수가 있기에 다시 학회에 나왔다.

2013년 9월 산청에서 개최된 '제8회 국제아시아전통의학대회ICTAM'의 강의에서 수많은 질문과 호응을 얻었다. 필자의 병원에서 원리침 시술을 실제 참관한 열다섯 명의 관계자는 시술 장면과 결과에 놀라워했으며 매우 흥미로워하였다. 그들 중 미국의 Dr. Ko는 이후에도 편지를 보내며 깊은 관심을 보였다.

이번 대회에 함께했던 Dr. Ko는 재미교포로 카이로프랙틱 의사이며 미국 한의사이다. 아들과 동종 업계에 근무하고 있다. 시카고에서 봉사 활동 회장을 역임하고 있으며 많은 고등학교의 주치의를 담당하고 있다. 그는 필자에게 명함을 주고 기다렸다. 한 달 동안 연락이 없자 병원에 방문해서 2시간을 기다린 후 미팅을 가졌다. 이번 국제아시아전통의학대회에서 두 가지를 얻었다고 했다. 그중에 필자의 침도학이 '최고'라며 그의 아들에게 교육받을 기회를 달라고 부탁했다.

연세가 지긋하였으나 겸손하였으며 배우고자 하는 열망으로 가득했다. 그래서 의견을 제시하였다. 국내 병원 성공에 이어 미국에 진출하여 세계적인 병원을 만들고 싶다는 뜻을 전했다. 앞으로 원리침도가 세계의 한 부분이 될 수 있는 의학이 되기를 진심으로 바란다.

한국의 독자적 의료 기술이 해외 의료인들을 놀라게 했다.

지난 14일 서울원광한방병원에서 원리침도를 7000회 시술을 돌파한 이건목 원장이 9개국에서 몰려든 해외 의료인들이 참관한 가운데 원리침도 시술을 펼쳤다. 원리침도가 해외 전문가들을 대상으로 시술 참관을 허용한 것은 이번이 처음이었다.

위생 모자와 장갑까지 착용한 채 이건목 서울원광한방병원 원장의 시술 장면을 지켜본 해외 의료인들은 경상남도 산청(산청세계전통의학엑스포)에서 열린 '제8회 국제아시아전통의학대회ICTAM'에 참가한 후 원리침도 시술을 참관하기 위해 서울원광한방병원을 찾았다. 국제아시아전통의학회는 세계 30여 개국 300명 이상의 전통의학 참석자들이 모여 '통합을 넘어서, 21세기 아시아 전통의학에 대한 성찰'을 주제로 전통의약의 미래 비전 모색을 위해 마련됐다.

침도의 권위자인 이 원장이 독자적으로 발전시킨 원리침도 요법은 특수 제작된 원리침을 사용해 근육·근막·인대 등 연부조직의 유착을 해소해주는 한의

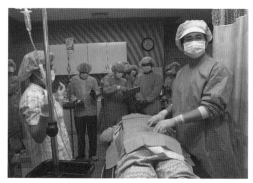

원리침도 시술

학적 치료법이다. 수술과 달리 흉터가 생기지 않는 최소 침습적 치료법으로, 시술시간이 20~30분 내외로 짧고 시술 후 하루 이틀만에 일상 생활을 할 수 있다는 장점이 있다. 환자의 허리에 장침이 쑥쑥 들어가는 시술 장면은 양방식 수술만 보아온 해외 의료인들에게 아주 낯선 광경이었다.

프랑스에서 한의학 역사연구가로 활동하고 있는 플로렌스 브레틀은 "침도는 서양 의학과 한의학의 결합으로 보인다. 중국과 한국 한의학이 발전하지 못하고 있는 상황에서 완전히 새로운 어떤 것"이라면서 "침도 시술 장면을 보면서 좀 무섭기도 했다. 그 효과에 대해 내가 말할 수는 없지만 환자의 인생이 새롭게 바뀔 수 있을 것 같다고 생각한다"고 말했다.

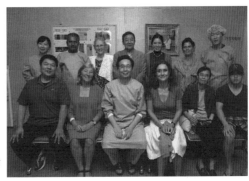

참관한 의사들과 이건목 원장

스위스 의사인 아니타 마이어는 "침도를 어떻게 설명할 지는 모르겠지만 서양 의학에 더 가까운 수술의 개념으로 보인다. 침도의 시술법은 외과적인 것"이라고 밝혔다.

미국 시카고에서 정형외과 병원 '코비케어'를 운영하는 재미교포 의사 데이비드 고는 "침도를 처음 봤다. 나도 해부는 많이 해봤는데 (이론적으로) 말이 되는 기술이라고 생각한다"면서 "미국인의 허리수술 실패 비율(6~8개월 지나면 통증 재발)이 50~60%에 달한다. 나도 침도를 배워보고 싶다"고 전했다.

인도 의사 M.S.발라지는 직접 목에 원리침도를 받기까지 했다. 평소 팔이 불편한 그는 원리침도 시술 후 이 원장의 발 쪽으로 몸을 숙이고 인도식으로 감사의 표시를 했다. 이 원장은 "외국 의사들이 원리침도를 배우고 싶다는 뜻을 밝혀왔다. 원리침도를 해외로 적극적으로 보급하겠다"고 말했다.

'이일도(李一刀)', 한 번 원리침도 시술하여 효과가 난다

중국 주한장의 수제자 왕자평 원장은 중국 서북부 신장(新疆) 지역 인근 출신이다. 그는 중의로서 난징에서 20대부터 지금까지 침도 공부를 하여 임상 능력이 30년이 된다. 침도 세계에서 수많은 제자와 임상 능력을 자랑하는 나의 돈독한 친구이다. 필자가 침도 공부를 하기 위하여 수많은 고수를 만나보고 수학을 하였는데 왕자평 원장은 그중 독창적 경계를 이루고 있었다. 그는 연골병이 만성화되고 깊어지면 뼈에 병이 든다고 확신하였고 결국 뼈를 치료하는 골침을 완성시켰다.

필자는 중국 수학에도 불구하고 수술이 필요한 디스크 협착증 관절염이 쉽지가 않아서 고민하고 연구하던 중 척수나 추체 신경의 원리 개념을 이해하여 침도의 원리를 규명하고 이를 근간으로 치료하는 원리침도를 완성시켰다. 2013년 11월 국제간 침도 시술 겸 학술대회에서 상호 시술을 보고 그동안 도움을 주었던 왕자평 원장이 청출어람을 여러 번 언급하며 매우 좋아하였다. 왕 원장은 "순위를 정하기는 어려우나 이미 이 원장의 수준은 중국 내에서도 상당한 위치이며 일취월장하여서 중국인들이 이제 한국에 와서 배워야 할 정도"라며 "다음 세계학술대회(48개국 참여)에서 발표해 보라"고 권하였다. 이어 원리침 치료 후 1~2회 만으로도 치료 효과가 난다고 하여 소문난 의사가 받는 '이일도'라는 의호를 주었다. 중국의 침도와 국내에서 연구한 의학이 잘 결합되는 의미 있는 순간이었다.

침 도의 메카인 중국이 한국의 원리침도에 찬사를 보냈다. 중국의 왕자평 세계침도학회장은 지난 9일 서울에서 열린 세계침도도침국제학술대회에서 이건목 원장(서울원광한방병원)의 원리침도 시술을 참관한 후 "청출어람이다. 원리침도가 중국의 침도의 수준을 훨씬 뛰어넘었다"고 밝혔다.

침도 요법은 중국에서 침도전문병원 369개, 침도과 의원 3432개로 이미 널리 시행되는 근골격계 치료법이다. 한국에선 이 원장이 이를 원리침도(침 끝이 둥글면서 칼 기능을 하는 침도 요법)로 발전시켰다.

대한한의침도학회 회장인 이 원장과 왕 회장은 이 날 오후 한의사 약 80여명이 모인 가운데 4시간동안 강의를 진행했다. 왕 회장은 두 시간 동안 침도의 종류들을 소개하며 각각의 침도들을 어느 때에 사용하는지 설명했다. 이 원장은 두 시간 동안 원리침도로 중증디스크와 협착증을 치료하는 메커니즘과 치료법들을 소개했다.

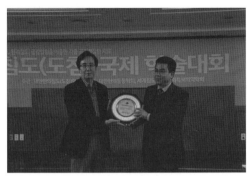

도침국제학술대회

침도요법의 출혈신경손상을 업그레이드한 원리침요법

" 기존 90도 영역에서 360도 진화시킨 원리침,
치료 각도와 공간이 다르다. "

서울대학교 보건대학원에서 '한의학의 세계한류가 가능한가?'라는 주제의 강의를 통해 많은 호응을 얻었다. 이후 대한한의학학술대회에서 초미의 관심을 받으며 역대에 없던 회원 관람수를 기록하였으며 질문이 줄을 이었다. 그래서 우리 병원의 침도실을 개방하기 시작하였다. 관심 있는 한의사들은 언제든지 와서 참관하고 토론하며 용기를 가져가기를 바람이다.

또한, 서울대 보완통합의학에서 '한의학이 통합의료 한류가 될 수 있나?'라는 주제로 토론 및 발표를 하였다. 필자는 현재 SCI급의 논문을 게재 요청중이다. 필자의 학문은 이제 시작이다. 하나씩 전 세계에 침도 병원이 만들어져서 전 세계 의학으로 인류에 공헌하는 그림을 그려본다. 분명히 그렇게 될 것이다. 가난하고 병든 사람들이 수술의 공포에서 벗어나고 약과 주사의 의존 없이 혜택을 보는 날이 곧 올 것이다.

이것이 필자가 사는 이유이다. 후배들을 키워야 하는데 침도를 공부한 10명 중 3명만이 살아남았다. 똑똑한 친구들이고 독한 친구들이다. '어떻게 이들을 이끌어줄 것인가?'라는 문제가 늘 고민이지만 매우 즐거운 일이 될 것이다. 내 의술을 지닌 젊은이가 있다는 것은 행복한 일이다. 그들은 더 좋은 미래를 만들어 갈 것이다.

국가기관인 심사평가원 팀이 '도침과 침도의 구분'이라는 주제로 참관과 설명을 요청해 흔쾌히 응하여 병원에 초청하였다. 대한침구학회 회장 김용석 교수 등과 함께 와서 참관을 하고 많은 대화를 나누었다. 도침은 '도침자락술'로 말 그대로 도침으로 심부근육을 자락하여 속의 어혈을 사혈하고 다쳐서 반흔이 된 부위를 치료하는 치료법으로 80년 후반과 90년대의 초기 치료 방법이다. 침도는 그 깊이와 부위가 뼈 근처까지 도달하여 시술이 행하여진다.

여기서 필자는 문제의식을 갖기 시작했다. 아무리 좋은 기술도 조금만 방심하면 혈관을 손상시킬 수 있고 신경을 다칠 수 있으니 이것은 너무나 큰 스트레스였다. 이 문제는 후배들을 가르칠 때도 한계에 부딪혔다. 많은 고심을 하던 중 원리침의 활용도를 대폭 키워 심도 있게 연구한 결과 원리침의 영역 확대와 구체적 이론을 확립하였다. 최소한 안정성을 확보할 수 있었다. 이게 새로운 출발이다.

인류가 척추 · 관절의 새로운 치료 영역을 볼 수 있게 된 것이다. 원리침 시술을 지켜본 대학교수 출신 A원장은 "원리침은 의학의 분명한 한 영역을 차지할 것이다"라고 감탄했다. 이처럼 새로운 영역은 서서히 다가온다. 중국의 왕자평 침도의는 "20년 정도 되어야 세계 의학이 될 것이다"라고 하였다. 그와 대화 중 필자는 "그렇지 않다. 우리가 생각하는 것보다 빨리 전 세계 의학이 될 것이다"라고 자신 있게 말했다. 얼마나 빨리 변화를 가져올 수 있을까. 이제 그 책임이 필자의 어깨에 달려있음을 느낀다.

침 도의 진화는 어디까지 계속될까.

우리나라 침도의 선구자인 이건목 서울원광한방병원 원장(대한침도학회장)이 2014년 청마의 해를 맞아 침도와 원리침도에서 더 발전한 '원리침'을 선보였다. 척추 · 관절 질환 치료 분야에서 의학적으로 이룬 성과여서 관심을 모은다.

중국으로부터 1990년대 들어온 침도(針刀)는 '침끝에 칼이 있다'는 개념에서 출발한 비수술적 요법으로 척추관협착증이나 급성디스크의 난제를 풀어냈다. 침도를 지속적으로 연구한 이 원장은 2011년 침도를 개량해 침 끝을 둥글게 한 후 혈관 손상을 줄인 원리침도로 발전시켰다. 그 결과 시술 시간 10여 분, 1박2일이면 퇴원해 정상생활을 하고, 후유증이 거의 없을 정도로 치료가 가능하게 됐다.

이 원장은 최근 기존 원리침도보다 더 둥근 형태로 안전성이 높아진 원리침을 개발했다. 원리침에선 '도(刀)'라는 개념이 빠졌다. 원리침은 침의 둥근 끝으로 압력을 가해 더 구체적으로 척추뼈 안쪽과 척추뼈 측면 안쪽의 연조직을 치료하거나 신경의 부착점을 직접 뜯어낸다.

이 원장은 "원리침과 신경 혈관과 부딪혔을 때 서로 피하게 되며, 신경 혈관이 손상을 입지 않는다. '도(刀)'라는 기존의 개념이 환자에게 부담스러운 점을 인식해 개량했다"면서 "원리침은 피부 안쪽으로 들어가 치료할 수 있게 됐으며, 두개골과 두피 사이에 들어가도 뼈와 혈관 · 신경이 손상되지 않을 정도로 안전해졌다"고 밝혔다.

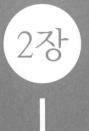

2장

이건목의 원리침,
수술 없이
주사 없이

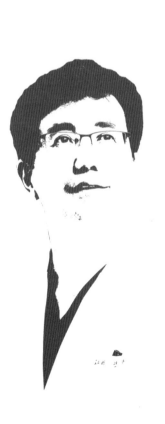

척추·관절 치료의 관념을 바꾸다

관념을 바꾸는 것은 매우 어렵다. 그동안 척추·관절 치료사들과 미국 보건산업의 열정적인 연구 산물로 구조적인 수술요법이 발전되었다. 또한 대체 방법으로 레이저, 고주파 열치료, 카이모파파인주사, 스테로이드를 비롯한 다양한 주사요법이 시행되었다. 그러나 항상 시술 후 부작용으로 시술 환자들은 대가를 치러야 했다.

디스크를 주원인으로 보고 디스크를 녹이거나 태워서 용적을 줄이는 방법을 시도 하였다. 그러나 항상 부작용과 그 후유증으로 시술자와 시술받은 환자들이 고통을 받아왔다. 물론 전체 시술받은 사람들이 그런 것은 아니지만, 시술 환자 중 5~50% 정도 척추 수술 후유증 환자를 양산하였다.

어느 환자는 수술 후 한쪽 다리가 힘이 없고 하지통을 겪으면서 여러 병원을 찾아다녔으나 치료 방법을 찾지 못하고 필자에게 진료를 받으러 왔다. 수술 후 환자 중 50%에서 문제가 발생한다고 의사들이 주의를 시켰다고 하였다. 자신이 살면서 보아도 그렇게 보인다면서 재수술하지 않고 치료할 수 있다는 얘기를 듣고 왔다고 하소연하였다. 그 환자는 시술 2

회 후 30% 정도 힘을 찾았다. 현재 증세가 더 호전되길 바라며 3회 시술을 기다리고 있다.

어떤 환자는 1년 동안 아프다가 우측 요추 시술 후 엄지발가락에 마비가 왔다고 했다. 그리고 수술 부위가 악화되어 좌측 하지가 통증이 있고 저려서 왔다. 그 남성 환자는 이야기했다. 시술 중에 우측을 수술 후 집도의가 신경이 손상되어 회복될 수 없다고 했다고 한다. 그러나 필자가 좌측을 시술하고 이어 우측을 시술하였더니 바로 신경이 회복되었다.

물론 이렇게 신경 회복이 되는 경우도 시술로 회복되지 않는 경우가 있었다. 신경이 회복된 경우는 근전도에서 신경이 죽어있는 현상이 있지만, 그것은 신경의 수술 후 유착이다. 신경 주변에 수술의 상처가 회복되는 과정에서 새살이 나면서 서로 들러붙은 경우이다. 이런 경우 유착이 풀어져서 회복되면 이처럼 바로 신경이 살아나기도 한다.

원리침도 시술은 시각적 시술이 아니라 감각적인 시술이다. 유착은 광범위하여 시술 부위가 유착 부위와 일치되면 효과적이다. 그러나 이전에 수술을 받았던 범위가 큰 경우에는 유착부위도 커서 원리침도 시술의 범위와 횟수가 다르게 나타날 수 있다.

고령자들의 압박골절에는 보통 고무풍선처럼 부풀려서 시멘트로 단단히 해주는 치료를 한다. 이런 치료는 상부에 압력이 너무 커져서 아래쪽 신경에 협착이 오게 되며 눌려 못 걷게 되거나 원하지 않는 좌골신경통이 유발되는 경우가 있다. 본래 고령으로 척추관이 좁아지는 협착증이 왔는데 위의 뼈를 시멘트로 확장을 했을 때 그 밑에 있는 신경이 나오는 공간이 오히려 좁아져 마비와 신경이 눌려 마비와 압박성 통증이 유발되어 보행이 불가한 경우이다.

이런 경우에도 원리침도로 추간공 즉 신경의 출구를 넓혀주는 치료를 해주면 의외의 결과를 볼 수 있다. 85세의 환자가 척추압박골절로 여러 곳을 치료하였는데 그 이후 휠체어 생활을 하였다. 원리침도로 시술 후 환자는 집주변 공원을 몇 바퀴 돌 수 있다고 하였다. 모든 시술은 문제점을 갖고 있다. 단, 이렇게 문제점이 발현되었을 때 해결해 줄 수 있으면 정말 다행스러운 일이다.

정형외과학을 하는 한 원장님과 방송 진행을 하고 난 후 필자는 '어느 경우에 수술을 해야 하는가?'에 답하는 경우가 있었다. 교과서적으로 10주간 보존 치료 후 통증이 지속되는 경우, 마비가 오는 경우, 대소변장애가 오는 경우라고 설명하고 촬영 후 나오는데 옆에 진행하시던 분이 마비가 오더라도 하지 말라고 던지면서 먼저 나가셨다. 그렇다. 그 이후 많은 환자를 보면서 수술 후유증이 매우 심각하다는 걸 느꼈다.

어느 70대 초반의 할머니는 척추융합술 후 한쪽 다리에 통증이 계속된 지 몇 년이 되었다고 한다. 그 환자는 "이렇게 죽을 때까지 아프다 죽어야 하느냐"면서 "짧게 살아도 한 번쯤 통증 없이 살다 가고 싶다"고 하였다. 물론 척추 수술을 하는 의사들은 최선을 다한다. 그럼에도 불구하고 이런 경우가 발생할 수 있다.

그래서 척추 관련 의학 방송 프로그램에서는 수술을 최대한 미루고 최후에 하라고 권하여 준다. 옳은 이야기다. 환자들에게는 '수술 말고 다른 치료법이 있다면' 하는 바람이 누구나 있다. 그것이 바로 원리침도법이다. 노인들의 협착증은 척추 퇴행성 디스크의 압박과 뼈의 좁아짐, 주변 결합조직의 석회화로 단단해지면서 혈액순환 장애가 일어나는 것이다. 최대한 뼈의 손상 없이 연조직을 확장시켜 혈액과 신경이 소통되면 통증이

100%는 아니지만, 연령과 손상 정도 그리고 회복능력에 따라 1~3회 혹은 그 이상 시술 후 서서히 회복된다.

목 · 허리 디스크, 협착증의 비밀

급성통증은 부종과 어혈, 만성통증과 수술 후유증은 신경유착 때문이다. 특히 협착증은 유착에 의한 신경압박 뿐만 아니라 혈액순환에 장애가 생겨 발생한다. 급성통증의 기전은 급성 디스크 → 혈종성 부종 → 통증물질 분비 → 신경염 유발 → 좌골신경통 유발로 이어지며 이를 치료하는 과정은 혈종성 부종 소실치료 → 급속한 통증물질 감소 → 신경염 소실 → 신경통 소실의 단계를 거쳐 효과를 나타낸다.

발목을 삐었을 때 발목에 부종과 어혈을 가라앉히면 통증이 사라지듯이 척추관 내의 어혈성 부종물을 원리침 시술로 줄여주면 진통소염제의 도움이 없이도 빠르게 통증이 없어진다.

만성 통증(3개월 이후)은 돌출된 디스크나 터진 디스크가 척추뼈와 부착되어 신경 혈관의 압박을 일으킨다. 압박된 신경에는 무균성 신경염이 발생하고 혈관 압박으로 혈액순환장애가 나타나 어혈이 발생하고 미소순환장애가 나타난다. 이러한 장애는 혈액과 함께 산소공급을 제한해 다리가 시리고 저림 증상을 나타나게 된다.

이러한 상태가 오래 지속되면 결국 척추 중심의 척수가 눌리고 좁아져서 다리에 힘이 없어지고 걸을 때 쥐가 나거나 걷다가 주저앉게 된다. 걷다가 주저앉는 간헐적 파행 증상이 나타나는 상태를 방치하면 결국 다리 힘이 떨어져 지팡이를 짚게 되고 허리가 구부러진다.

이러한 척추관협착증은 오래된 집의 하수구와 비교할 수 있다. 하수구가 막혔을 때 뚫어주어야지 하수구 자체를 부술 순 없는 것처럼 하수구처럼 막혀버린 척추관을 뚫어주어야 한다.

척추 안쪽 디스크와 황인대, 결합조직의 손상과 퇴행화의 결과물인 좁아진 척추관을 원리침으로 해결해야 한다. 원리침으로 척추 안쪽의 신경을 잡고 있는 유착물을 신경 혈관 손상 없이 분리시킨다. 원리침으로는 360도 분리가 가능하다.

중앙부 협착증으로 발생되는 어혈성 부종과 미세혈액순환장애, 유착, 중앙신경의 압박을 해소시키기 위하여 중앙부 황인대를 360도 십자로 뜯어내고 분리시켜 완전히 느슨하게 하여 척수압박을 최대한 감압시킨다. 이렇게 하면 감압으로 인해 ufdor, 척수, 신경의 흐름이 호전되고 신경을 잡아당기는 부착물이 없어져 통증이 사라지고 신경염이 호전되며 혈액순환이 좋아진다. 오래 눌린 결과로 탈수초 된 신경도 1, 2개월이 지나면서 1~3회 시술로 회복되고 너무 오래 눌린 신경은 시술을 해도 바로 회복될 수도, 서서히 될 수도, 좋아지다 말 수도 있다.

최근 각광받는 비수술 치료

최근 비수술 요법이 몇 년 사이 대폭 연구되었다. 신경주사, 유착용해술(신경성형술)을 주로 사용한다. 그러나 이 주사요법은 어느 정도의 소염작용을 극대화시키는 트리암 제재로 스테로이드 성분이 강한 것이다. 일시적으로 통증을 없애 효과를 보이는 것이다. 2~3회 시술하면 효과 지속 시간이 줄고 결국 효과를 볼 수 없게 되기도 한다. 그뿐만 아니라 그 부작용은 복잡한 형태로 나타나고 있다.

일부 환자 중에는 1~2회 치료만으로 효과를 보는 경우가 있는데 이런 경우는 권장할만하다. 주사치료로 광고를 많이 하는 병원에서 7개월간 치료하다 주사치료 범주에 들지 않아서 필자의 병원에 온 환자가 있었다. 이 환자는 원리침도 효과의 범주에 들어서 원리침도 치료 이후 거의 80% 이상 증상이 호전되고 통증이 사라졌다. 유명한 양주를 한 병 들고 와서 감사를 표하였다.

물론 주사치료도 좋은 방법이다. 그러나 2~3회 이상의 주사치료는 어느 의사도 권하지 않는다. 베트남 깊은 산 중에서 사업을 하는 사업가는 지니고 간 약 말고는 방법이 없어 수술로 광고가 많이 된 병원에 가서 주사치료를 10회 이상 받았다고 한다. 그러나 담당 의사가 더 치료하면 뼈가 상해 주사치료를 할 수 없다고 해서 나를 찾아왔다. 그는 원리침도 시술 후 효과를 보았고 6개월 후 내원하겠다며 베트남 사업장으로 돌아갔다.

이처럼 꼬리뼈주사든, 허리주사든 주사요법으로 효과를 낼 수 있으면 그나마 다행인 경우다. 그런 치료가 어려우면 수술을 권유한다. 요즘 의사들은 수술 전에 의료 분쟁 예방을 위해서 수술한 척추 위아래로 5년 내 재발의 가능성이 있음을 꼭 환자에게 명기시킨다.

그러나 재발이 발생하면 그런 환자들을 위한 적절한 치료법이 없어 난처하다. 완치가 어렵더라도 60~70% 정도라도 도움이 되는 치료법이 있다면 매우 긍정적일 것이다.

기존 치료법과 원리침의 비교

이전에는 목·허리 디스크 협착증에 수술을 권하였으나 요즘은 수술보다 비수술을 권하는 추세다. 고령화로 인해 환자들의 기대수명이 길어지면서 수술 후 예후를 지켜봐야 하는 시간도 길어졌다. 레저를 즐기고 활동을 지속해야 하는 활동적인 나이에 수술은 큰 부담이다. 그 이유는 후유증이 발생하는 경우가 많고, 수술 후에 수술한 곳의 위아래 척추에 2차성 재발이 일어나는 경우도 많기 때문이다.

원리침 시술 vs FIMS(침도요법)

원리침 시술은 FIMS의 출혈과 신경손상을 해결한 업그레이드된 치료법이다. FIMS는 추간공의 안전삼각지대safe triangle 90도만 접근 가능하지만 원리침은 추간공 유착을 360도로 진입한다. 치료 각도와 공간이 다르다. 또한, 시술 시 방사선 노출이 없어 안심하고 시술받을 수 있다.

원리침 시술 vs 풍선확장술

최근 비수술 요법으로 관심을 끌고 있는 풍선확장술은 풍선으로 뚫어 공간을 만든 다음 트리암 같은 스테로이드를 사용하는 치료법이다. 인대 부종, 디스크유입에 의한 점액성 협착에는 스테로이드 약물로 인한 효과가 있다. 그러나 터진 디스크와 섬유조직이 석회화된 상태에서는 풍선으로 확장하기가 힘들며 원리침으로 물리적 확장을 해야 한다. 원리침으로 부드럽게 분리해 혈액순환이 되면 서서히 자체 소염진통 효과가 일어난다. 추간공이 좁아지고 골극이 발생한 경우는 추체 사이를 넓혀주어야 하는데 닳아 붙어버린 후관절을 도침으로 박리해서 관절 가동율을 높여주고 추간공을 확장시킬 수 있다.

약물 위험 없는 치료, '원리침도'

척추압박골절 환자가 그 후유증으로 3개월이 지나도 통증이 가시지 않아 원리침도를 받았는데 치료 후 통증이 없어지며 몸이 매우 가벼워졌다. 이 환자는 요추 5번에도 문제가 있었으나 요추 1, 2번 압박골절로 인한 통증이 심해서 요추5번의 신경통은 느끼지 못했다. 그러다 원리침도로 압박골절을 치료하고 큰 통증이 지나니 작은 통증이 나타나 아침에 갑자기 선홍빛 혈덩이를 토하고 구역질을 계속하였다.

소화기 내과에서 검사상 위장천공성출혈이 있다고 했다. 이유는 약물을 특히 진통제 과다 및 장기복용으로 나타났다. 아프니까 진통제를 하루도 빠지지 않고 복용했던 것이다. 원리침도는 위장에 가장 순한 약을 최단기로 복용하기 때문에 회복하기까지 위장 관련 문제가 전혀 없다. 환자 보호자는 약을 장기간 사용한 것 같다면 위장치료 후 다시 오겠다고 했다. 약물로부터 위장을 보호하려면 약 없는 치료를 준비해야 한다.

디스크는 가능하면 제거하지 말자

척추디스크나 관절 질환은 뼈와 관절연골의 문제이기도 하지만 사실 더 중요한 것은 연조직의 문제이다. 척추디스크 질환은 디스크에서 터져 나온 연조직의 기계적 압박 또는 화학적 자극에 의한 통증물질이 문제이고 이러한 변형 후 2차적으로 협착증이 발생되어진다. 이런 총체적인 문제를 해결하기 위하여 뼈를 제거하고 디스크를 제거하는 치료는 너무 많은 후유증을 발생시킨다.

이런 까닭으로 정형외과와 신경외과 의사들은 가능한 수술을 절제한다. 적극적으로 권하지 않는다. 그만큼 수술후유증이 무섭기 때문이다. 필자 역시 가능한 뼈를 자르지 않고 척추뼈 사이 공간을 열 수 있는 방법을 고안하였다. 부종을 빼고 가라앉게 하여서 신경의 통증물질을 없애고 혈액이 정상으로 흘러서 회복되게 하는 방법이다.

그렇게 원칙을 정하다 보면 신경의 마비가 회복되지 않거나 더딘 경우 환자와 오해를 사는 경우가 드물게 있다. 그래도 최대한 수술 없이 환자가 회복되길 기다려본다.

주사요법보다 빠르게 낫고 싶다

젊은층(45세 이하) 디스크는 Soft 디스크이다. 그 이후 나이의 환자들은 대략 Hard 디스크이다. 요즘 젊은층은 매우 바쁘다. 직장 구하기도 힘들고 직장이 그들에게 충분히 쉬면서 치료를 받을 수 있는 시간을 주지도 않는다.

디스크는 초기에 증상이 왔을 때 적극적으로 치료하면 쉽게 해결될 문제이다. 그런데 바쁘다 보니 손쉽게 구할 수 있는 약물에 의존하다가 안되면 주사요법을 받는다. 이런 경우 해결되는 경우도 있긴 하다. 그러면 좋은 경우인데 그렇지 않고 며칠 후 재발하거나 효과가 오래가지 않아 주사와 진통제를 달고 사는 경우가 많다. 이런 경우 진통제 장복으로 소화불량이 야기되고 통증으로 인한 불안, 공포를 지니고 살아가기도 한다.

치료하는 의사들도 매우 힘들다. IMF 당시 이처럼 주사와 진통제로 지내던 환자를 치료 한 일이 있다. 환자는 1~2개월 동안이나 입원 치료를 해야 했다. 그래서 빨리 고쳐야 한다. 주사 성분은 더욱 강한 약이 나오고 그만큼 부작용도 심해졌기 때문이다.

1~2회 주사요법으로 호전되면 좋으나 그렇지 않은 경우가 많다. 이런 경우 원리침도는 매우 효과적이다. 급성 디스크 탈출도 대략 1~2회에 큰 효과를 보고 3~4회면 90%까지 회복된다. 단, 3/4 이상 척추관이 막힐 정도로 심한 경우는 제외하며 대부분의 심한 디스크 탈출이나 터짐의 경우 눈에 띄는 효과를 볼 수 있다.

주사·약물이 효과 없는 중증디스크, 수술할 시간이 나에겐 없는데 어떻게 하나?

수술할 시간이 없다. 요즘 직장인, 학생, 주부, 사업가는 수술하고 몸조리할 시간이 없다. 동료 눈치 때문에 또는 진급 때문에 시간을 낼 수 없다는 직장인, 입시 준비로 시간을 낼 수 없다는 고3, 나 없으면 집안이 엉망이라는 주부들, 무역박람회에서 프레젠테이션을 해야 하는데 2주 안에 가지 못하면 책상이 없어질 거라고 하소연하는 인턴사원…. 도대체 시간 여유가 있는 사람이 없다. 어떤 지역은 환자들이 병원을 돌아다니며 산다는데 서울에선 이해가 되질 않는다.

어느 날 아침에 출근을 하니 중증 디스크 환자가 의자에 앉지도 서지도 못하고 팔로 엎드리고 무릎으로 지탱한 채 진료를 받기 위해 대기하고 있었다. 예전에 후궁절제술을 하였는데 재발하여 주사치료를 하였으나 효과가 없어 다시 병원에 가니 뼈에 나사를 박자고 했다고 한다. 그는 "도저히 그 수술은 다시 못하겠고 시간도 없다. 수술로 3개월을 쉬고 나면 오랫동안 근무한 직장이 사라질 것"이라고 하소연했다. 그날 점심을 이용하여 원리침도 시술을 해주었다. 다음날 회진 때 물어보니 엉덩이에 바늘이 박힌 것 같은 통증이 사라졌고 아직 엄지발가락만 멍하다고 하였다. 환자는 2일 후 직장에 복귀하였다.

수차례 주사요법을 하였으나 호전되지 않고 큰 병원에서 수술을 요구받은 환자는?

동네 주변 척추전문병원 등에서 신경성형술주사, 신경주사 등을 치료하여도 호전되지 않고 심지어 메이저 병원에서 마약성 진통제를 주고 좋아지지 않으면 수술해야 한다는 말을 들었던 환자가 있다. 이러한 만성 디스크는 대부분 신경이 터진 디스크와 유착되어 일어나는 경우다. 유착점을 잘 분리시키면 깜짝 놀랄 신경 스파크가 오면서 회복된다.

어느 환자는 자기 아들이 원리침도로 치료를 받고 잘 나아서 원리침도를 권유받았으나 도대체 자신의 의학 상식으로 이해가 되지 않았지만, 고민하다 아들의 성화에 억지로 왔다고 한다. 이 환자는 1차 시술 후 바로 통증이 감소되었으나 다음날 바로 다시 악화되어 화장실을 기어서 갔다. 일주일 후 2차 시술을 하자 거의 회복되어 2일 후 차를 직접 운전해 집으로 돌아갔다.

다른 환자는 1차 시술에 조금 좋아졌다가 2차 시술에 본인 말에 의하면 90% 이상 좋아져 이 정도면 괜찮다고 생각해 등산을 다녀왔다고 하였다. 위 두 환자의 사례에서 확인할 수 있듯이 급성과 만성차이는 있지만 원리침도는 매우 빠른 효과가 있다.

마약성 진통제 먹고도 안 되는 통증도 원리침도로 효과를 볼 수 있는가?

우리나라 굴지의 S병원에 디스크가 터진 환자가 진료를 받기 위해 갔다. 여러 곳에서 주사치료를 하였으나 효과가 없었다며 마지막 상의를 하였다. 상담 의사는 마약성 진통제를 주면서 효과가 없으면 수술하라고 하였다.

그러다가 환자의 지인 중 원리침도 시술을 받은 이가 적극적으로 추천하여 필자에게 진료를 의뢰하였다. 4/5번 허리 디스크가 터져 심한 통증이 있었다. 하지직거상검사(다리를 누워서 들어 올리는 검사: 디스크 탈출이 심한 경우 다리가 올라가지 않고 통증이 온다)에서는 20도 정도였다. 시술하면서 척추의 황인대를 열어주니 눌리던 척수와 디스크가 뒤로 빠져나오는 것을 느꼈다. 이후 신경외구를 모두 열어주고 신경이 눌리던 디스크가 분리되도록 도와주었다.

시술 후 하지는 70도 이상 바로 올라갔고 동영상을 촬영하여 환자에게 보여주었다. 이 환자는 시술 당일 진통제 없이 수면하였고 1주일 안에 보행 및 모든 자세가 가능해졌다. 이런 경우는 2회 치료 후 직장복귀가 가능하다. 환자 부인과 약속한 대로 2회만 시행하였다. 4주가 지난 후 결과를 다시 체크해 보기로 했다.

우리는 이를 디스크의 타임머신이라 부른다. 요즘 같이 바쁜 시대에는 효율적인 시간 활용이 요구되기 때문에 몇 개월씩 낭비할 필요가 없다.

약의 문제, "강한 약을 쓸까 순한 약을 쓸까?"

한약이든 양약이든 식품이든, 뭐든지 강한 약을 쓰는 것이 디스크, 협착증, 관절염에 좋은 것처럼 인식되어 있는데 과연 그럴까 하는 의문이 든다. 자고로 약은 안전하고 효과가 있어야 하는 데 그 목적이 있다. 어느 정도 효과는 있지만 독성이 있는 약을 장기복용하면 결국 약물 중독성 간염, 신장염, 위염, 위장출혈 등을 일으키게 된다. 스테로이드 장기복용 후유증으로 입술이 벗겨지고 위장병과 천식을 호소하는 환자를 보았다. 한약을 장기복용하고 간염을 호소하는 환자도 보았다. 항상 약은 효과를 극대화하기 위하여 독성을 활성화 시킨다. 화학적 메커니즘으로는 성공한 것 같지만, 필자가 본 임상에서는 아무리 진통성이 강해도 상태가 심한 디스크 초기 질환을 치료하기에는 역부족이다. 간혹 스테로이드로 잠깐 치료시 도움제로만 사용하여야 한다. 또한, 부작용을 지닌 약물을 장기복용하는 것은 술, 담배를 매일 하는 것보다 나쁘다.

필자는 진통 효과가 있는 생약을 먹고 약물성 간염이 오는 경우를 종종 보았다. 민간에서 부작용 처리 없이 먹고 와서 응급실에서 사망하거나 치료하는 경우를 보았다. 심지어 정제된 생약을 3개월 이상 복용하여도 독성 간염으로 GOT, GPT가 상승하여 치료하는 것을 보아왔다. 화학성 진통제도 위장 출혈로 피를 토하고 간염과 신장염을 일으킨다. 그러나 만성 통증 환자들은 고통의 공포에 휩싸여 마치 「미저리」의 작가 스티븐 킹을 만난 것처럼 진통제를 한주먹씩 입에 털어 넣는다. 그러나 신경통은 호전되지 않는다. 특히 만성 통증은 주사 약물의 내성이 생겨 약의 효과가 점점 줄어든다.

급성 통증 치료 시 신경척추강에 놓는 스테로이드 주사도 상태가 심각하면 효과가 없다. 만성 통증에 스테로이드 주사를 권하면 환자가 짜증을 낸다. 요즘 환자들은 매우 똑똑하다. 그냥 약을 복용하라 하면 안 된다. 전후좌우를 자세히 설명하여야 한다.

디스크, 협착증, 관절염 환자들에게 필자는 우선 순한 약부터 복용할 것을 권한다. 그래야 회복 후에도 건강한 몸을 만들 수 있다. 허리 고치다가 오장육부의 건강을 잃을 수는 없지 않은가. 명심하자. 건강한 몸을 위해 약도 가려서 복용하자. 필자가 환자들에게 늘 강조하는 말이다.

"순한 약으로 시작하고 끝내세요."
"그들은 시간이 필요하지 독한 약이 필요한 것이 아닙니다."

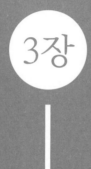

3장

Q & A로 풀어 본
원리침도

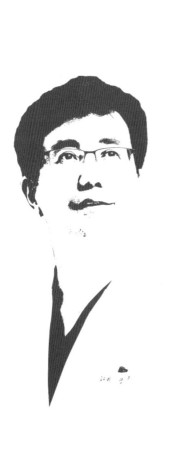

Q. 침도란 무엇인가?

A. 우리 몸은 90% 이상이 연조직으로 되어있다. 나머지는 뼈이다. 뼈들은 병에 걸리기 힘들며 시간이 지나면 회복된다. 대부분 우리가 알고 있는 척추관절질환은 연조직의 병변이다. 이로써 경추 디스크 질환, 두통, 눈 침침함, 거북목 질환, 악관절 질환, 어깨 질환, 팔꿈치 질환, 척골신경포착증, 수근관증후군, 부인들의 손가락 관절 질환, 요추 급만성 질환, 협착증, 척추분리증, 척추전방전위증, 고관절 질환, 고관절 염증 질환, 강직성 척추염, 반월상연골 손상 질환, 슬개골연골연화증, 퇴행성 슬관절 질환, 퇴행성 족관절 질환, 통풍 질환 등과 이외에 척추 관절, 내장 질환, 천식, 심장 질환, 위장 질환, 장염, 변비, 부인과 질환, 월경통 등이 치료 대상이다.

목 · 허리 디스크 협착증 질환은 수술로 치료하여도 수술실패증후군이 50~60%에 이른다. 수술 후에는 운동 등 힘쓰는 일을 못 할 뿐 아니라 5년 이내 인접부위나 해당 부위의 재발률이 매우 높다. 주사치료도 1~2회 효과로 통증은 가라앉으나 스테로이드 주사에 의한 방사성 유착이 오게 되어 통증 양상이 변하고 저린 통증과 전기적 자극처럼 쥐가 계속 나서 걷질 못하는 증상이 온다. 현재까지 척추 관련 의학들은 분명히 원하는 목적에 도달하지 못하고 의사의 시술로 더욱 좋지 않은 방향으로 진행되고 있다. 염증·척추 전문 의사도 지금까지의 의학 수술은 전부 재정비할 필요가 있다고 주장하고 있다.

수술 이후 회복 과정에서 발생하는 신경과 연조직 유착에 의하거나 수술 부위에 새살이 돋아나는 상태로 돌아간다. 즉 반흔에 의하여 수술자의 원하지 않는 방향으로 신경이 눌리게 된다. 척수에 정맥이 울혈되고 미세순환이 일어나지 않아 혈액이 가지 않아 발생하는 특이한 결혈성 통증이 유발되면 척추 주변 신경근의 손상 때문에 혈액이 흐르지 못하여 시리고 저리고 유착성 통증이 발생된다.

또한, 결국 급성이든 만성이든 화학적 염증성 통증이 발생하는데 이를 주사, 즉 스테로이드성 약물로 제거하면 일시적 또는 반영구적인 효과가 있지만 재발하면 계속 투약할 수 없기 때문에 환자는 수술을 권유받게 된다. 이러한 수술의 공포와 통증으로부터 해방되고 싶고 시술 후 다른 만성병을 앓지 않는 방법을 추구하게 되었는데 그것이 바로 침도요법이다.

이러한 침도요법은 1974년 중국의 주한장이 연구 개발하여 계속 진보하였으며 2000년 국내에 들어와 한방의 도침술로 이용되었다. 2008년을 기준으로 침도의 단순성에서 일어나는 출혈과 신경 손상의 위험성을 대폭 개량한 원리침도를 필자의 주장 하에 시술하게 되었다.

Q. 척추 주사약물요법과 침도요법(FIMS)의 차이는?

A. 비수술 요법 중 요즘 유행하는 주사약물요법은 주로 수술 시 사용하는 유착억제제와 스테로이드 성분을 해당 부위에 주입한다. 의사들은 1~2회 시술하고도 재발되면 수술을 해야 한다고 말한다.

원리침도는 주사약물요법과 전혀 다르게 신경이 디스크에서 피할 수 있게 공간을 확보해주고 황인대가 신경과 유착 또는 공간을 확보하여 통증이나 마비감이 사라지게 해주는 치료이다. 수술적 제거 절개 방법은 아니지만 최소한의 소통 또는 박리 시켜 치료하는 방법이다.

Q. 원리침도는 몇 번 시술해야 하는가?

A. 침도 시술은 치료법이 다양하여 개인의 기술 능력과 질병의 상태에 따라 다양할 수밖에 없다. 그러나 평균적으로 질환과 증상의 심한 정도에 따라 시술 횟수를 구분할 수 있다.

목, 허리 디스크의 급성기는 주 1회 평균 3~4회 시술하면 자연치유나 비수술 방법보다 매우 빠르게 호전된다. 인천에서 온 한 30대 남자는 급성 디스크 탈출로 내원하였을 때 앉을 수도 누울 수도 없는 상태였다. 매우 극심한 상태로 허리, 엉덩이, 다리의 신경통이 심하였다. 원리침도로 병을 치유한 환자의 소개로 와서 치료에 확신이 있었던 관계로 일주일에 한 번씩 토요일마다 시술받으면서 통원치료를 하였는데, 4회 시술로 통증이 거의 사라졌다.

심한 디스크 탈출의 경우에도 1회 또는 2회 시술로 심한 통증을 가라앉힐 수 있다. 또한, 1회 시술 시 바로 하지 대퇴 직거상검사(다리를 누워서 들어 올리는 검사: 디스크 탈출이 심한 경우 다리가 올라가지 않고 통증이 온다.)가 회복된다. 예를 들어 20~30도에서 70~80까지 회복되는 것을 흔히 볼 수 있다. 이것은 신비로운 것이 아니다. 신경이 눌리는 것을 회피 또는 도피할 수 있도록 신경이 늘어나면 연변이 되어 통증을 피하여 다리가 올라갈 수 있게 되는 것이다.

그리고 좋은 상황이 되면 통증성 염증이 서서히 회복된다. 일반적으로 디스크의 70%는 자연회복이 되는데 심한 디스크의 경우 3개월에서 6개월의 시간이 소요된다. 하지만 30%는 6개월 후에도 증상이 소실되지 않고 계속된다. 바로 이 점이다. 원리침도는 3개월을 2~4주로 단축시키고, 만성화 즉 계속 통증이 심하게 있는 경우를 많이 줄여주는 방법이다. 이처럼 시술횟수는 급성일 때는 1~2주 사이로 3~4회, 만성일 때는 1개월 사이로 1~3회 정도 시술한다. 그러나 3회 이후도 증상이 남거나 회복이 덜 되면 시술횟수를 늘릴 수 있다.

Q. 어떻게 피부를 열지(절개) 않고 시술하는가?

A. 우리 인체는 뼈의 돌기가 분명하여 인체를 전부 해부학적으로 이해하고 피부의 촉진으로 큰 위치를 찾아서 들어가면 전부 찾을 수 있다. 어느 시술이든, 수술이든 많은 임상 훈련과 오랜 숙련 과정이 필요하며 뼈에 원리침이 닿으면 각도를 휘어서 찾아갈 수 있게 된다. 또한, 침으로 손가

락 힘이 단련된 한의사들은 손가락 감각이 매우 뛰어나다. 필자의 경우 그런 점이 매우 도움이 되었다. 기구가 혈관과 신경에 닿으면 손상되지 않고 피할 수 있도록 다시 익히고 매뉴얼로 만들었다. X-ray, MRI를 보고 익히며 3D로 영상화하는 기술을 익히면 그리 어렵지 않다.

Q. 협착 부위의 물질은 어떻게 빼는가?

A. 협착된 물질은 결합조직과 두터워진 디스크 물질로 그 주위를 싸고 있는데 그 척수신경 주변의 지방물질과 두터워진 황인대는 주변 척추뼈와 연결되어 있어 원리침도로 절개하면 '뚜뚝 뚜뚝' 소리가 나면서 잘 뜯어진다. 그러면 팽창력이 없어져서 압력이 줄어들고 정맥의 울혈이 사라진다. 그래서 혈액순환을 원활하게 만들어 피가 못 가서 오는 신경염이 없어지고 혈액순환이 되어 통증이 없어지거나 줄어드는 것이다. 즉 협착된 물질들은 그 장력을 풀어주는 것으로 송해시켜 주는 것이지 물질을 빼내는 것은 아니다.

Q. 튀어나온 디스크는 어떻게 없어지는가?

A. 디스크는 튀어나오거나 터져 나와도 수분성이 많은 혈종 성분을 많이 포함하고 있다. 이 수분성 성분은 당단백류 성분을 자극하여 통증성 염증을 유발한다. 그러나 척수와 신경근에 자극을 주는 공간이 있다. 그

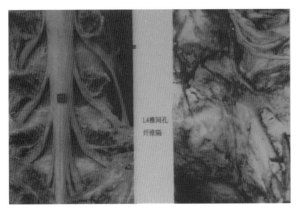

L4椎间孔
纤维隔

정맥사진(척수부근)

곳으로 척수막과 섬유막으로 밀폐되어 있는 공간으로 튀어나온 디스크와 혈종이 터져 나오면 더욱더 압력이 증가하여 통증을 유발한다. 그래서 급성 디스크 경우에는 소염 작용이 강한 경막외 주사를 주입하여도 효과가 없고 오히려 압력을 가해서 통증이 심해지는 것이다. 이런 경우에 신경공을 막고 있는 막과 후방의 황인대를 뜯어내면 압력이 소실되고, 신경근의 부착 부위를 송해시켜 튀어나온 디스크에서 '도피'하게 되면, 시술 후 바로 통증이 감소하면서 90도 가까이 다리가 올라가게 되는 것이다. 그 이후 나온 디스크는 수분 성분이 줄어들고 신경근과 적응한다. 그로 인해 상호자극이 없어지기 때문에 무혈성 신경염이 없어지고 신경에 혈액이 잘 흘러 통증이 소실된다.

Q. 한방병원이니 한방(한번)에 고쳐야 하는 것 아닌가?

A. 30세에 한의학 공부를 하다가 양의학 공부가 궁금하여 같은 대학 정형외과 교수인 S교수에게 케이스를 발표하면서 원포인트 레슨을 한 일이 있다. S교수는 한방병원이니 한방(한번)에 고치라는 농담을 자주 하였다. 이 말은 필자에게 화두가 되었다. 2000년 중반에 침도에 심취하여 중국의 이름난 중의사들을 방문하여 수학을 하던 중 난징(南京)에서 들은 강의가 매우 마음에 들었다. 강의 중 '침도는 1~2회 시술로 효과가 나야 한다. 그렇지 않으면 병을 고치기가 어렵다. 즉, 그렇게 빠른 효과를 내게 된다는 것이다. 물론 모든 병은 아니지만 지금 생각해보면 공감이 가는 말이다. 원리침도는 100%는 아니지만 분명히 1~3회 시술 중에 호전되는 변화가 생긴다. 물론 증세가 매우 심각하거나 80세 후반의 고령자는 힘들겠지만 이는 분명 대단한 혁신이다.

Q. 시술 시 통증이 심한가?

A. 침도 초창기에는 단순한 도침(침끝이 0.8cm~0.5cm)으로 1mm의 반에 해당됐다. 마취의 도움 없이 침도를 시행하였다. 실제로 통증은 피부 표면에 집중돼 있고 혈관벽, 신경 자체에 있어 그 해당 부위만 피하면 큰 통증 없이 시술할 수가 있다. '산 통 창 신'으로 피부를 뚫으면 산, 혈관은 통, 근육은 창, 신경은 신으로 느껴지고 호소한다.

그러나 시술의 도구가 다양해지고 시술의 깊이와 기교가 더 구체화되면서 부분마취가 필요해졌다. 효과를 극대화하고 한 번에 여러 곳을 시술하면서 부분마취가 더욱 필요해졌다. 특히 여러 곳이 협착된 다발성 협착증 환자 등 통증이 심한 관절 부위와 여러 곳을 시술하는 환자들은 시술 시 국소마취만으로 견디기 힘들다. 이런 이유로 잠시 수면을 유도하는 수면마취를 시행한다. 여기서는 협진 치료가 극대화된다. 이런 연구는 여러 가지 어려움을 극복하고 난관을 뚫고 나가는 인내력이 필요하였다.

Q. 침도 시술 후 운동 및 도수치료가 필요한가?

A. 중국에서 시작된 침도 시술은 척추 한 단위를 풀어서 상하로 넓혀 주는 치료를 하는 것이다. 이처럼 상하좌우로 회전력을 호전시키려면 침도 시술 후 척추 교정을 하는 도수(추나)치료가 필요하다. 척추·관절이 디스크나 협착증의 질병 상태가 되면 관절의 운동이 제한된다. 이럴 때 침도 송해와 원리침도 치료와 도수치료(추나치료)를 시행하면 시술 후 관절운동이 되지 않았던 곳이 많이 혹은 거의 정상처럼 꺾여 들어간다. 이렇게 되면 목은 추관절이 탈구 된 상태에서 즉 철길에서 기차 바퀴가 약간 빠져 비스듬히 타고 가다 자신의 자리로 덜커덕 맞춰 들어가게 되는 것과 같은 원리다.

효과는 훨씬 안정적이다. 침도와 원리 침도로 연조직을 치료하여 송해하고 관절을 느슨하게 한 후 강한 힘으로 관절을 제자리로 가게 하는 것이다. 이후 속에 있는 작은 근육인 화전근, 다열근 등 근을 강화하고 척추 후방의 양 관절에 혈액이 잘 가도록 하여야 한다. 이후 서서히 큰 근육들을 강화해 주는 것이 중요하다.

Q. 시술 후 계속 통증이 있으면 진통제를 먹어야 하는가?

A . 지금까지 시술해 본 결과 시술 후 급성인 경우는 치료 3일에서 2주 사이에 큰 통증은 많이 사라지기 시작한다. 만성통증의 경우 시술 후 바로 좋아지는 환자도 있지만 서서히 1개월 안으로 호전되는 환자도 있다. 진통제는 내성이 있고 위장관에 문제를 일으킬 수 있으며 장기 복용 시 신장 기능을 떨어뜨릴 수 있기 때문에 가능한 복용하지 않는 게 좋다.

참을 수 없는 단계, 일반적으로 급성인 경우에만 1~2주 복용하고 가능한 진통제를 피하는 게 좋다고 의사들은 환자들에게 주의를 당부한다. 너무 진통제에 의존하지 않는 게 좋다는 뜻이다.

Q. 시술 시 MRI 촬영은 꼭 해야 하는가?

A . MRI는 자기공명영상으로 우리 몸을 3D 즉 3차원의 공간으로 인식하여 볼 수 있는 멋진 기계이다. 심지어 방사선으로 촬영하지 않기 때문에 인체의 방사능 오염 문제도 없다.

단, 심장혈관 확장술을 받은 환자는 일부 촬영이 금지된다. 촬영 시 급성통증 환자는 몸을 뒤척거려야 하는 자세를 취할 수 없어 촬영을 거부하는 환자들이 있다. 원리침도를 시행할 때는 어느 부분에 문제가 있는가를 정확히 임상과 비교하여 인식한 후 시술을 하여야 하기 때문에 MRI 촬영은 매우 중요하다. 하지만 1년 이상 지난 사진도 증상의 큰 변화가 없으면 새로 촬영할 필요는 없다.

Q. 시술 후 걸어 다닐 수 있나?

A. 보통 허리 수술 환자들은 몇 주 혹은 몇 개월 움직이기가 어렵고 앉아서 특히 방바닥에 앉아서 생활하면 안 된다. 척추뼈가 잘 안정적으로 아물길 기다려야 하기 때문이다. 그러나 원리침도 시술이 척추뼈를 손상시킨 것이 아니기 때문에 시술 후 바로 움직이고 일하는데 큰 무리가 없다. 특히 보행은 무릎 시술(1~2주만 주의)을 제외하고 모두 가능하다. 어느 교회 권사님이 허리 시술을 받았다고 하니 교인들이 허리 수술을 하시면 누워있거나 서 있어야 한다고 하여 계속 3개월 이상 그렇게 하셨다. 그랬더니 우측 무릎이 저릿저릿하다고 문의해왔다. 너무 조심하셨다. 그럴 필요는 없다. 큰 무리를 주지 않을 정도면 모든 활동이 가능하다.

Q. 척추 후궁절제술(Lumbar Laminectomy)을 받았는데 재발했다. 어떻게 해야 하나?

A. 급성 디스크가 크게 돌출되거나 탈출되어 통증이 너무 심하면 환자들은 겁을 먹고 수술을 시행한다. 그런 경우 처음에 시행하는 경우가 척추

후궁절제술이다. 이것은 신경이 후방으로 도피할 수 있는 공간이 발생해 통증이 감소하는데 공헌할 수 있다. 그러나 세월이 지나면서 척추 후방의 지계대의 힘이 달라 밀려나는 디스크가 견디질 못하고 터져 버리는 경우가 많다. 그런 경우 일반적으로 인공 디스크 교환과 임플란트로 고정술을 시행하는데 이런 수술을 하기 전에 원리침도로 새로 터져버리거나 더 밀려나와 신경근을 괴롭히는 부위를 넓혀주고 소통시키면 호전되는 경우가 많다. 어떤 남성 환자는 원리침도 시술로 증상이 많이 호전되었는데 다시 통증이 생겨 수술을 했다. 이런 사례는 안타까운 경우다. 이런 경우일지라도 2차 시술을 하면 좋은 결과가 있을 수 있기 때문이다.

Q. 주위에서 수술을 권하는데 어떻게 할까요?

A. 부천에서 온 어느 부인은 척추 전위증이 약간 있고 아침에 일어날 때 양 골반에 통증이 있었다. '병원에서 수술을 권하는데 어떻게 할까요?'라고 문의해 왔다. 물론 원리침도로 모든 증상을 해결하지 못할 수도 있다. 그러나 수술이 모든 통증을 해결할 것이라는 생각은 버리는 것이 현명하다. 수술을 권유하는 의사들도 분명히 수술은 최선이 아닌 최악의 경우에만 하며 수술 후 모든 증상이 좋아지는 것이 아니라 극한 증상만 효과를 볼 수 있다고 말한다. 또한 다른 증상이 있을 수 있으며 전혀 다른 증상이 나타날 수 있을 뿐만 아니라 5년 내 수술 상하 부위에 디스크 탈출이 있을 수 있다. 그렇기 때문에 수술은 천천히 고려하는 게 바람직하다.

A. 3년 전 급성 디스크 탈출과 3곳의 협착증으로 119로 실려와서 10일간 치료받고 퇴원한 뒤 1개월 후 다시 원리침도를 시술받고 많이 좋아져서 주변의 친구들에게 많이 자랑을 했던 환자가 있다. 이번에 우하지신경통이 와서 다시 치료받겠다고 한다. 나이는 78세이고 허리가 휘어져 있어 상태가 매우 심하다.

이런 경우도 치료 효과가 3년 이상 가는 것 같다. 젊은층은 10년 이상 좋아진 경우도 많다. 주사요법은 1개월에서 6개월 이내로 재발하는데 원리침도 효과는 왜 이리 오래가는 것일까? 주사요법은 호르몬인 스테로이드가 주성분으로 통증성 염증을 없애는 효과가 있다. 그러나 구조적인 환경이 개선하지 않아 무혈성 염증이 다시 재발하고, 70~80%의 다시 치료해도 효과가 적거나 지속시간이 짧아진다. 하지만 원리침도는 구조적으로 막힌 것을 이동시켜 불안정한 관절을 치유하여 혈액순환을 지속하게 만든다. 즉 일회성 치료보다는 근본에 가까운 치료를 하는 것이다. 물론 나이가 들면서 또는 다시 다쳐서 문제가 발생된 것까지 모두 해결하는 것은 아니지만, 근본적 치료에 화학물질 없이 접근하는 치료법이란 점에서 현재까지 최선의 방법이라고 할 수 있다.

만성통증 역시 오랫동안 신경에 혈액이 공급되지 않아서 해당 신경에 무혈성 신경염이 발생하면 신경근의 옷이 손상 되어(탈수초) 상처가 난다. 이 신경에 피부(겉)가 재생될 때까지 통증이 있을 수 있다. 그러나 디스크가 많이 나와 터져서 신경근을 둘러싸고 압박하는 유착 상태는 실제로 신경과 유착 부위를 떨어뜨려 놓으면 오랫동안 지속된 통증이 순식간에 사라지기도 한다. 한 예로 김OO(남) 씨는 2013년 2월에 집에서 삽질하다 갑자기 좌측하지통이 있어 보행이 어려워졌다. 여러 곳에서 주사요법, 신경성형술, 약물요법을 시행하였으나 호전이 되지 않고 9월에 1차 원리 침도를 하였으니 신경이 유착돼서 분리되지 않아서인지 손가락을 꺼내며 '쪼끔 좋아졌다'고 하였다. 그래서 바로 10월 15일 시술하였는데 신경과 유착 부위가 직접 떨어지면서 해당 신경이 감전되는 느낌을 받았다고 한다. 어떤 이는 매우 시원하다 하고, 파스를 바르는 느낌이라 하고, 어떤 이는 감전된 것 같다고 한다. 모두 맞는 말이다. 이 환자의 경우 통증은 거의 사라지고 발가락 끝만 저린 증상이 남아 있다고 한다. 통증에 예민한 자는 협진을 통하여 수면 마취가 시행된 후 시술하면 통증을 많이 느끼지 않고 시술할 수 있다.

이렇듯 만성통증은 회복 시간이 걸릴 수도 있고 유착 분리 후 바로 통증이 사라질 수도 있다. 급성기는 2주에서 4주간 통증이 급속히 감소함으로 너무 신경 쓰지 않아도 좋다.

<blockquote>
"21세기 수술과 화학적 시술 방법 없이
기혈소통을 시키는 가장 주요한 방법이다."
</blockquote>

Q. 신경 주변을 들어가니 많이 아플까?

A. 환자들의 고민은 '많이 아프냐'이다. 치료는 하고 싶지만 아프지 않을까 걱정을 많이 한다. 실제로 환자와 인터뷰하다 보면 꼬리뼈 신경성형술(라츠 유착박리술) 시에 통증으로 소리를 질렀다고 한다. 원리침도 시술은 대부분 마취 없이 가능하다. 하지만 병세가 심각하고 여러 곳, 깊은 곳에 문제가 있는 경우 양방과 협진하여 국소마취, 수면마취 하에 시행한다. 시술 후 통증은 심하지 않아 참을 만하며 2일 이내에 진통제로 충분히 해결할 수 있다. 전혀 걱정하지 않아도 된다.

Q. 꼭 입원을 해야 하는가? 부작용은 없는가?

A. 입원을 해야 하는 이유는 환자의 안전이다. 그리고 경과를 관찰하여 시술이 잘 됐는지 보기 위한 것이다. 항상 출혈, 감염, 혈압과 심장의 문제, 특히 척수의 손상이 있는지의 여부를 확인해야 한다. 척수의 손상이 있다면 바로 해결해야 후유증이 없다. 경험상 이런 증상은 7,600건 중에 출혈 3회, 감염 1회, 혈압·심장 문제 1회 정도의 수준이었다. 척수막 손상은 3회 정도이나 최근 들어서 안전한 원리침도로 바꾼 후부터 출혈의 문제는 없어졌다. 혈관과 신경보다 원리침의 밀도가 크니 손상이 불가능하게 된 것이다. 감염은 더욱 예방되어 1회 정도로 낮추어졌다. 혈압·심장 문제는 산소흡입기, 심전도 모니터, 산소측정기로 감시하여 거의 문제가 생기지 않고 있다. 척수 손상도 거의 없으니 혹시 발생하여도 척수

성 현훈과 두통이 24시간에서 48시간 사이에 나타나므로 hemato patch 를 시술하면 응고가 되어 5분 내에 90% 이상 회복되어 큰 문제가 없는 안전한 방법으로 연구되었다.

Q. 척추수술실패증후군(FBSS; Failed Back Surgery Syndrome), 척추 수술을 했는데도 아프다면?

A . 협착증 노인 환자는 10명 중 9명이 수술을 되도록 하지 말라고 한다고 어느 대구에서 온 환자가 말했다. 그날 마침 그와 유사 환자, 78세 신씨가 진료를 받으러 왔다. 원리침도 시술 후 2차 방문이다. 환자를 필자가 처음 만났을 때 그는 임플란트 8개를 심은 협착증 수술 후 6개월이 지나자 서서히 발가락에 힘이 없어지기 시작하여 계단을 걸어 올라가기 힘들다고 했다. 1개월 전 필자에게 원리침도 시술을 받았고 현재 증세가 많이 좋아졌다며 기뻐하셨다. 수술 후유증 환자의 원리침도 시술은 빠를수록 효과적이다. 증상이 시작된 후 3개월 이내 시술하면 치유율이 훨씬 높아진다. 꼭 주목해야 할 사항이다.

만성디스크 즉 퇴행성 디스크로 오랫동안 앓아온 하지신경통 역시 주사요법이 효과가 없는 경우에도 원리침도는 치료 효과를 볼 수 있다. 단지 좌골신경통으로 수술을 고려한다면 꼭 한 번 원리침도를 경험해 보길 바란다.

협착증의 좁아진 인대는 인대의 부착점과 중간점을 분리시켜서 인대의 장력을 없애 인대 안쪽의 혈액순환이 잘 이루어지도록 한다. 즉 혈액순환이 잘되면 통증과 힘이 없는 것이 회복된다. 고무줄같이 팽팽하던 것이 풀어지는 원리이다.

Q. 척추·관절 환자, 누구나 효과를 볼 수 있는가?

A. 만성 중증 디스크의 경우를 살펴보면 나이가 젊으면 많이 좋아지고 나이가 많으면 회복력이 떨어진다. 또한, 협착증은 나이도 젊을수록 더 회복도가 좋지만 병의 상태도 매우 중요하다. 여러 구조물 상태가 퇴행화가 많이 진행되어 있으면 회복도도 떨어진다. 필자의 임상경험을 보면 통증을 호소하는 경우는 혈종 즉 어혈이 있어 혈액순환 부족으로 인한 경우가 많은데 운동으로 효과를 볼 수 있다. 운동은 통증을 줄이고 회복을 빠르게 도와준다. MRI에서 7~8mm 이상 황인대가 두꺼워지고 원리침도로 들어가 후진 시 딱딱한 형상이면 마비가 더 심하고 회복력도 좋다. 단, 마비와 통증이 있다 하여도 회복 여부가 정해진 것은 아니기 때문에 환자 스스로 판단할 문제는 아니다. 진료와 시술 후 판단해도 늦지 않다.

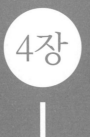

4장

질환별 원인과
증상 및
원리침 시술법

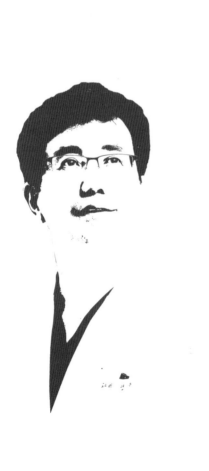

경추 질환

경추 디스크 질환은 매우 흔히 볼 수 있는 질환으로 이전에는 인류의 30%가 보인다고 하였으나 인류의 노령화로 인하여 경추 퇴행성 디스크 질환과 협착증이 연령 증가에 따라 늘어나고 있다. 특히 최근에 컴퓨터와 스마트폰 증가로 목을 거북이처럼 길게 빼고 작업을 많이 한다. 이로 인해 목의 뼈와 연골의 퇴행성 질환이 진행되었고 이로 인하여 경추의 퇴행성 질환이 급속히 증가하고 있다고 보고되고 있다. 이것은 목의 균형이 불편한 상태로 장시간 사용한 결과이다.

필자가 최근에 치료한 20~30대 젊은 여성 환자도 워커홀릭이었는데, 컴퓨터 작업을 보통 12시간 이상을 계속한다는 것이다. 칭찬해야 할 일인지만 한편으로는 매우 걱정스럽다. 왜냐하면 장시간 잘못된 자세로 앉아 있는 경우가 많기 때문이다. 목 디스크는 다른 척추뼈와 다르게 계단형 척추 관절을 이루고 있어 쉽게 다치지 않으나 척추를 싸고 있는 인대 근육이 손상되면 목의 균형이 깨져서 뼈 사이 디스크가 양쪽 한 방향과 중앙으로 밀려 나온다. 이런 상태에서 신경 손상이 되면 기계적 압박과 화학적 염증 반응으로 심한 통증이 지속되어 잠을 1~2주 못 이루게 된다.

이런 디스크 질환은 척추 관절 사이와 관절강 내의 압력을 줄여 주면 안정 상태로 되어 염증이 가라앉고 통증 물질이 줄어들게 된다. 이런 경우는 대개 침도로 송해를 통해 효과를 볼 수 있다.

만성 디스크 질환은 디스크 염증의 부종은 많이 감소하였지만 목 관절이 자신의 위치에 있지 못하는 아탈구로 인하여 일정 부위 목의 통증과 한쪽 또는 양쪽 손, 팔의 저림 또는 후견갑부의 통증이 지속되는 경우가 많다. 이런 경우는 정상화 침도 치료와 목의 근육 중 다친 반흔을 원리 침도로 풀어주면 신생 혈관이 생기면서 대부분 호전된다.

원리침도의 장점은 주사나 일반 비수술 치료로도 효과가 없는 경우에 매우 효과적이며 수술의 공포에서 벗어날 수 있다. 그러나 척수강이 호리병처럼 눌리거나 중앙 탈출이 1/2 이상인 경우에 마비로 볼 수 있으니 주의해야 한다.

특히 젊은이들의 거북목 증후군은 일상생활에 큰 불편을 준다. 일반 목 디스크 증상처럼 편두통, 눈이 침침, 기억력 저하, 수면 시 목의 통증, 신경질적인 성격 형성, 목과 등의 압박감 및 통증을 유발한다. 이는 결국 목 디스크 질환으로 귀착된다. 이런 경우에 목의 교정 치료나 지압 치료를 많이 하지만 효과는 일시적인 경우가 많다.

이럴 때도 목과 등에 원리침도로 굳어진 등근육의 반흔을 치료하면 피부와 근육 간에 혈액 순환이 증가시켜 정상의 상태로 돌아가게 한다. 매우 효과적이고 반영구적이며 약물의 사용 없이 만족스러운 결과를 얻을 수 있다. 척추 교정 즉 추나·도수치료, 카이로프랙틱을 하는 의사들은 목의 1추인 환추 주변 인대 근육을 치료해야 머리부터 발생하는 질환을 잘 치료할 수 있다고 누누이 강조한다. 이런 경우에도 원리침도는 직접적이고 강력하게 환추 주변에 다쳐서 손상된 부위를 풀어주고 신생 혈관을 흐르게 하여 환추가 제자리로 돌아갈 수 있게 한다.

두통 역시 머리뼈와 피부 사이에 혈관과 신경이 분포하고 있다. 그래서 어느 한 부위가 유착되고 근육이 강직되면 신경과 혈관을 압박하여 혈액순환 장애를 일으키거나 심하면 피부가 손가락 크기의 근육 형태로 유착되는 경우도 있다. 이때 후두부의 상항선과 하항선사로 원리침도를 이용하여 유착을 박리시켜서 소통시켜주면 매우 빠른 속도로 호전된다.

목 디스크(거북목 증후군)

요즘 주요 일간지 및 뉴스에 20대 목 디스크 환자가 급증하고 있다고 주의보를 내렸다. 2013년 7월 14일 건강보험공단의 진료통계에 의하면 2007년 57만 3,912명에서, 2011년 78만 4,013만 명으로 4년 동안 연평균 8.1% 증가세를 보이며 디스크 환자가 폭발적으로 늘어났다고 보도하고 있다. 특히 20대의 증가세가 큰 것으로 보도됐다.

장시간 고개를 숙여 스마트폰을 사용하면 경추에 무리를 주고 걸을 때 목을 숙여서 스마트폰을 보면 경추간판 변성을 앞당긴다. 이뿐만 아니라 컴퓨터 작업을 많이 하는 직업을 가진 젊은 직장인들도 목에 무리가 많이 가게 된다. 31세 이가영(여·가명) 씨는 일에 대한 호기심과 직장에 대한 갈망으로 하루에 무려 20시간을 컴퓨터 디자인 작업을 한 결과 경추 곡선의 정상형태가 원래 전굴형인데 일자 형태가 되다 못해 후만형으로 변형되었다.

이런 자세는 거북목 또는 등 증후군을 만들고, 목과 등의 근육이 경직되며, 근육막과 피부층이 유착되어 딱딱하게 변화한다. 이때 병적인 문제는 경추뼈가 자신의 위치에서 이탈되면 경추 주변의 속에 있는 근육·인대가 긴장되어 손상을 입어 상처가 난다. 또한, 경추뼈의 본래의 각도가 본체와 양쪽 관절이 중심축이 되는 삼각형 형태의 무게중심이 깨져 디스크 팽륜, 돌출, 파열 등의 손상으로 이어진다. 이렇게 되면 목의 통증, 좌우 어깨 통증, 손과 팔이 아프거나 저림 증상, 두통, 눈이 침침함, 눈물이 없어지고 건조해짐, 기억력 저하, 구강 건조, 머리가 멍하고 시력이 떨어지는 증상이 나온다. 그 이유는 목을 따라 머리로 향하는 1,000여 개의 혈관들이 추간동맥이 꺾여서 혈액순환이 되지 않아 산소 영양 공급이 중단되기 때문이다.

정상인은 목의 양쪽 귀가 머리를 세울 때 어깨와 일직선이 되어야 하는데, 그 선이 어깨 앞쪽으로 2.5cm 나오면 이런 병적인 상태가 진행 중이며, 5cm 이상 어깨 앞으로 나오면 거북목으로 변한 것이다.

예방법은 목이 어깨 쪽으로 치우치지 않게 주의하며 독서, 컴퓨터, 스마트폰 작업을 할 때마다 수시로 목을 뒤로 좌우로 젖히는 운동을 해주어야 한다. 이 운동은 허리를 펴는 자세, 가슴을 내민 자세로 이루어진다.

이렇게 해도 호전되지 않으면 손상된 근육의 상처 부위를 풀어헤쳐 주고 경직된 인대를 느슨하게 해줘야 한다. 관절강에 틈을 만들어 고압력이 된 관절강 압력을 내려주고 경추 후관절을 풀어주면 협소화된 신경공이 넓어져서 통증이 신속히 없어진다. 이어서 침도수기요법으로 경추의 배열을 정상으로 해주면 더욱 효과가 배가되어 시간이 가면서 치유된다.

어딜 가든지 손에서 만지작거려지는 스마트폰. 이 기계가 뜻밖에 젊은층에게 새로운 질환을 부르고 있다. 지난달 건강보험공단 발표에 따르면 최근 5년간 인구 10만명당 목디스크 진료 환자수가 가장 큰 폭으로 증가한 연령대는 20대(남성이 연평균 7.7%, 여성도 7.6%)였다. 전문가들은 스마트폰을 그 배경으로 지목하고 있다. 게다가 20대 · 30대 젊은 직장인이나 대학생은 일이나 학업에서 무리하느라 목디스크에 더욱 취약하다.

아무리 젊어도 목을 움직이지 못해 직장이나 학업을 그만두어야 할 정도가 되면 당황하기 마련이다. 수술은 두렵고 위험성도 큰 편이다. 적절한 치료법을 찾는 젊은 목디스크 환자라면 침도를 알게 됐다는 사실만으로도 행운이다. 침도는 허리보다 목에서, 나이든 환자보단 젊은 환자에게서 더 빠르고 큰 효과를 보인다. 10여 분의 간단한 침도 시술로 완벽하게 목 건강을 회복하고 자신감을 찾은 20대 · 30대 여성 목디스크 환자들을 최근 만났다.

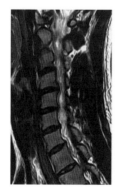

사례 1

최고의 리릭 소프라노(부드럽고 밝은 목소리의 소프라노)가 되겠다는 꿈을 키우던 배유지(25 · 서울대 성악과 4학년)씨가 절망적인 상황에 빠져들기 시작한 건 지난 2010년 여름 무렵이었다. 그는 서울대 교

경추 4 · 5번, 5 · 6번 디스크가 탈출돼 있다.

내에서 운전을 하던 중 충돌 사고를 당했다. 심하게 다친 무릎과 안면부는 무릎 수술과 안와골절 수술로 치료했다.

그 때만 해도 목은 별 문제가 없다고 생각했다. 그런데 목이 6개월에 한 번씩 아프다가 괜찮아지기를 반복했다. 연극영화과에 재학 중인 그의 동생 배유경 씨는 "언니는 몸이 약기다 보니 감기 걸리는 것도 신경을 쓰고, 운동도 꾸준히 했다. 평소 컨디션 관리를 철저히 하는 편이었다"고 설명했다.

지난해 여름에는 유학을 준비하며 책상에 앉아있는 시간이 길었다. 그해 겨울 평생 잊을 수 없는 사건이 발생했다. 경기도 가평으로 2박3일 학과 세미나를 떠나던 날 아침이었다. 배씨는 "눈을 떴을 때 잠을 잘못 잔 건가라는 생각이 들었다. 목이 너무 아파서 머리도 못 감고, 밥도 못 먹고 출발했다"면서 "세미나장에서도 아무 것도 못하고 누워만 있었다. 목을 살짝 돌리는 것도 어려웠다"고 말했다.

그는 다음날 침도를 떠올리고 세미나장을 떠났다. 지난 2007년 어머니가 교통사고를 당했을 때 침도로 나았던 것을 생각해냈기 때문이다. 당시 차는 폐차됐다. 몸은 겉으로 멀쩡해 보였으나 어머니는 정작 걷지도 못하고 누워 지냈다. 여러 병원에서 아무 효과를 보지 못했던 어머니는 허리 침도 후 건강하게 생활하게 됐다. 배씨는 한 달 동안 곁에서 어머니를 간호하며 침도의 효과를 직접 목격했다.

목디스크 판정을 받은 그는 그 날 단 한 번의 침도로 감쪽같이 회복됐다. MRI 결과 일자목이 C자목(정상적인 형태)로 돌아왔다. 대단히 성공적인 케이스였다. 배씨는 "침도할 때 아픈 것도 전혀 없었고, 1박2일 입원했다. 하루 쉬다가 그냥 집에 가는 느낌"이라면서 "과거와 비교해 1%도 찜찜한 부분이 남지 않았으니 100% 완치됐다고 할 수 있다. 주변에도 나와 비슷한 증세를 겪는 젊은층이 많은데 적극적으로 침도를 권한다"고 설명했다.

사례 2

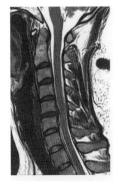

경추 5 · 6번 디스크가
탈출돼 있다

동대문구의 한 직업학교에서 요리강사로 일하는 김지희(28)씨는 목의 통증 때문에 모든 걸 잃을 뻔했다. 지난 2009년의 추돌사고 후 건강하다는 자부심은 여지없이 무너졌다.

김씨는 교통사고 이후 물리치료를 받아가며 하루 평균 4시간 실습을 곁들인 강의를 했다. 팔을 많이 사용하고 어깨를 구부리면 목이 뻣뻣하게 굳으면서 아파왔다. 목뼈에서 움직일 때마다 '두두둑' 소리가 났다.

처음에는 일주일에 한 번 간격으로 잠 잘 때 불편함이 느껴졌는데, 점점 그 간격이 잦아졌다. 옆으로 누워서 자도 목이 아팠다. 두통도 찾아들었다. 엑스레이를 찍었지만 동네 정형외과에선 아무 문제를 찾아내지 못했다.

그는 "나는 아픈데 병원들은 문제가 없다고 하니 답답했다. 팔을 들어올리는 것, 칼질하는 것도 어려웠다"면서 "병원 다니느라 회사 생활을 못할 정도에 이르렀다"고 말했다.

김씨 역시 허리 침도를 경험한 어머니의 소개로 침도에 눈을 돌렸다. 면담 후 목의 유착 부위가 엉켜있고 굳어있다는 사실을 알게 된 그는 시술에서 회복까지 1박2일이 소요되는 것을 감안해 지난달 금요일(26일) 주말을 끼고 침도를 받았다.

김씨는 "침도 시술받은 날 밤, 잠을 잘 잤다. 왼쪽 목이 항상 아파서 고개를 돌리면 당기는 느낌이 있었는데 그게 싹 없어졌다"면서 "지금까지 두통에 시달린 것도 목디스크 탓이었다는 사실도 침도를 통해 알았다. 일상생활을 잘 할 수 있다는 희망을 갖게 돼 기분이 너무 좋다"고 전했다.

사례 3

그래픽 디자이너 이은하(32)씨는 직업병인 목디스크 때문에 아예 직장을 그만두었다. 지난 2003년부터 직장인으로 사회에 뛰어든 다음부터 그의 생활은 매일 전투였다. 업계에서 요구하는 수준을 따라가려면 어쩔 수 없었다. 그는 "하루 20시간씩 일했다. 아침에 눈 뜨자마자 스마트폰으로 메일 확인하고 그래픽 관련 사이트들을 다 훑어봤다"면서 "점심 시간에도 제 자리에 앉아 김밥을 먹으며 일했다. 처음엔 몸이 아픈 줄도 몰랐다"고 회상했다.

자주 깨고, 자고 일어나면 머리가 아프고 저리는 증상이 일상화됐다. 어느 순간 사진 기사들이 "몸이 비뚤어졌다. 병원에 가보라"고 충고했다. 이씨는 자신의 몸이 비뚤어졌다고 생각한 적이 없었다.

지난 2011년 결혼한 남편 얼굴도 자는 것 빼고는 보지 못할 정도로 회사 일이 바빴다. 하지만 어깨가 결리고 피로감이 쌓이면서 아파서 운동을 할 수도 없었다. 목을 좌우로 움직이면 "머리에 돌을 얹은 느낌"이었다. 설상가상으로 왼쪽 손목에 엄청나게 큰 물혹이 잡혔다. 물혹이 손목 안쪽으로 7~9㎝나 자랐다는 판정을 받았다. 병원마다 "이 물혹은 건드릴 수 없다. 치료 불가능하다"며 손을 들었다.

이씨는 지난달 초 지푸라기 잡는 심정으로 침도를 찾았다. 아무도 고칠 수 없다고 판명된 손목의 물혹이 침도받은 당일부터 사라지기 시작했다. 그는 "손목이 회복되는 걸 보고 침도에 신뢰를 갖게 됐다. 목 침도를 한 순간, 어긋나 있던 내 목뼈가 줄 맞춰지는 걸 스스로 알 수 있었다"면서 "이빨 사이에 단단하게 박혀있던 아몬드 조각이 싹 빠지고 시원하게 가글한 느낌이다. 침도 시술 후 의사 선생님에게 '짱이에요'라는 뜻으로 엄지손가락을 올렸다"며 웃었다.

[전문가 Q&A]

Q. 잦은 두통을 침도로 해결할 수 있나요?

A. 목디스크가 있으면 어깨나 목 주변의 근육들에 피로가 누적돼 긴장하게 됩니다. 이런 근육들이 긴장이 국부적인 경추부 통증을 유발하며 이차적으로 상부경추신경 자극에 의해 두통과 눈의 통증을 일으킵니다. 침도로 목디스크를 치료하면 두통도 큰 효과를 볼 수 있습니다.

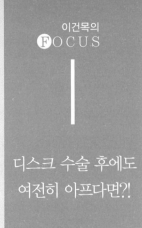

디스크 수술 후에도
여전히 아프다면?!

요즘에는 길거리, 버스나 지하철 안에서도 스마트폰이나 태블릿 PC등을 사용하는 분들이 많이 있습니다. 스마트폰이나 태블릿 PC등을 사용하면 어쩔 수 없이 고개를 숙이고 보게 되죠. 이런 자세들이 오래 되면 목에 부담을 주게 됩니다. 현대인의 생활 습관이 이렇다 보니 목의 뻐근함 호소하는 분들도 많지만, 나쁜 자세가 지속되어 팔까지 저리는 목디스크로 발전돼 병원에 오시는 분들을 자주 보게 됩니다.

목디스크로 팔저림이나 경추의 통증이 심각한 분들은 물리치료를 받다가 안 나으면 보통 수술을 받게 됩니다. 그런데 이렇게 수술을 하고도 통증이나 팔저림이 그대로인 분들이 의외로 많이 있습니다. "수술은 잘 되었습니다. 이상이 없습니다." 환자 입장에선 참 답답한 대답입니다. 경추 안정성을 유지하는 데는 주변 근육 · 인대 · 근막 · 혈관 등 여러 조직들의 협조가 필요합니다. 단지 탈출된 디스크만 제거한다고 문제가 해결될까요?

서울원광한방병원에서 원리침도 시술을 받은 정씨는 2011년 1월 경추 4번과 5번 사이의 디스크 수술을 한 환자입니다. 수술 이후에도 수술 전처럼 똑같이 아파서 병원에 갔더니 수술에는 아무 문제가 없고, 시간이 지나면 괜찮아질 거라는 얘기를 들었다고 합니다. 고통 속에서 1년을 보낸 정씨는 수술한 병원을 다시 찾아갔습니다. 그 병원은 해결할 수 없었는지, 다른 병원으로 가라고 권유했습니다. 소개받은 병원에서 또 다시 수술 하라는 얘기를 들었지만 하지 않았다고 합니다. 2012년 가을부터는 목이 당겨서 제대로 눕지 못해 통증이 심해진 정씨는 2013년 2월 서울 원광한방병원을 찾았습니다.

2013년 2월부터 3월까지 총 3번의 원리침도시술을 받았습니다. 처음 1·2차 때는 큰 호전을 못 느꼈다가 3차 침도시술 이후에는 매일매일 조금씩 좋아지기 시작해 지금은 왼쪽 팔에 전기 스파크가 오는 듯한 통증, 왼쪽 검지 손가락에 불나는 듯이 손도 대지 못할 통증 등이 반으로 줄어들었고, 예전처럼 누웠다가 바로 머리를 들지 않아도 될 만큼 눕는 것도 수월해져 잠을 잘 수 있게 되었다고 합니다.

정씨처럼 디스크 수술을 받은 분들은 수술하지 않은 사람보다 오히려 디스크나 경추 주변의 신경과 연부조직의 유착이 심해지게 됩니다. 또 디스크 수술을 함으로써 수술부위 위아래의 목 디스크에 문제를 일으키는 경우도 많습니다.

'원리 침도 요법'은 특수 제작된 원리침을 사용해 목 주위의 근육·근막·인대 등 연부조직의 유착을 해소해주는 한의학적 치료법입니다. 유착을 박리함으로써 신경압박을 해소하고 기혈순환을 도와주게 됩니다. 수술과 달리 흉터가 생기지 않는 최소 침습적 치료법으로 관절 불안정성을 일으키지 않으며, 10분 내외로 시술 시간이 짧고 시술 후 하루 이틀만에 일상 생활을 할 수 있다는 것이 장점입니다. 한 번 만에 좋아지는 경우도 많지만 수술 후 유착이 악화된 분들의 경우 증상에 따라 2~3회 시술을 받으면서 통증이 감소하는 걸 느끼실 수 있습니다. 수술 후에도 통증이 여전한 분들, 통증이 있는데 수술을 고민하시는 분들께 원리 침도 요법을 권해드립니다.

요추 질환

일반 요통은 후관절염이 대부분이다. 일반적으로 요통 → 후관절염 → 활액낭성관절염 → 부종성 통증 → 원리침 시술 → 후관절 부종 소실 → 통증 감소 → 관절운동 호전의 순서로 치료 과정을 요약할 수 있다.

요통을 일으키는 자세

요통 환자는 요추 후관절과 인대의 손상으로 인대, 요추, 추간판이 한쪽으로 부하를 받게 된다. 이런 부하가 걸리면 추간판이 팽륜 되거나 돌출, 탈출 되어 요추 추체의 틀어짐이 일어나 어느 정도 회복되어도 외부의 충격에 쉽게 불안정 상태가 된다. 음주를 한 상태로 장시간 오래 앉아 있으면 척추는 손상된 쪽으로 방향이 틀어지기 시작한다. 음주를 하지 않은 평소 상태에선 사람은 통증을 느껴 자주 일어서거나 단축되어 뭉친 근육에 불편함을 느끼고 골반을 틀어서 척추를 바로 잡으려 한다. 그래서 척추의 불안정성에 저항한다. 그러나 음주 후에는 알코올에 마취되어 요추의 통증을 느끼지 못하고 계속 같은 자세로 앉아 있게 된다.

일반 허리 목 디스크 환자들은 수면 중에 자세를 한가지 자세로 유지하면 근육의 통증을 느껴 자세를 바꾸지만 만취 후 잠이 들면 자세를 바꾸지 못해 불편한 자세가 계속되어 허리나 목의 통증을 증가시킨다.

요통 환자들은 영화관에서 쿠션이 있는 의자이지만 의자가 허리를 제대로 받치지 못하여 통증이 오는 경우를 흔히 느꼈을 것이다. 그런 의자에서 영화를 보려고 얼굴을 들다 보면 허리는 더욱 불편한 자세가 되어 후방 근육에 무리를 주어 척추가 틀어지는 방향으로 가게 된다. 그러면 더욱 요통을 느끼게 된다.

요통 환자들은 허리가 불편하다는 이유로 운동을 기피하여 운동량이 더욱더 부족하게 된다. 이런 이유로 하체의 근육은 더욱 약해지고 하체 근력이 약해지면 쉽게 피로해져서 주말이면 소파나 침대에서 하루를 보내는 경우가 많다. 실제 주말 동안 하루 종일 베개를 여러 개 놓고 비스듬히 누워서 TV를 시청하다 요추의 비틀림이 발생하여 요통이 악화되어 병원을 찾는 환자들이 종종 있다. 하체 운동 즉 보행 운동을 하여 근력을 강화시켜야 한다.

요통에 관련된 모든 책자에선 물건을 드는 자세에 대하여 많은 주의를 시킨다. 일반적으로 중요한 것은 물건을 들 때 요통 환자는 무거운 물건을 들면 안 된다. 그 이유는 한번 척추손상이 되면 후관절이 손상되어 쉽게 다시 다칠 수 있는 관절의 형태이기 때문에, 만성 관절염이 되기 쉽고 다치기 이전보다 후관절을 싸고 있는 관절낭 인대가 약해져서 쉽게 손상을 일으킨다. 그래서 한번 허리가 손상된 사람은 척추 근육운동을 매우 강하게 해주어야 하고 그 이후도 쉽게 무거운 물건을 들어서는 안 된다.

씨름의 잡치기 자세는 가능한 취하지 않는 게 좋다. 물건을 옆으로 옮기는 자세는 척추의 비틀림이 만들어지고 척추 후관절이 다치기 쉬워지며 척추의 삼각형 무게중심이 쉽게 무너져 속발성 요통이 되기 쉽다.

불안한 자세로 물건을 드는 것도 좋지 않다. 허리를 구부리거나 옆으로 기운자세에서 물건을 들면 요추의 균형이 쉽게 무너지고 무리가 가서 허리를 다칠 수 있다. 드라마 〈토지〉에서 주인공이 비 오는 야밤에 장롱을 들어 옮기다가 허리를 다치는 장면이 있다. 이때 '밑이 빠졌다'라는 대사가 나온다. 필자의 생각으로는 척추급성 디스크 증상이라고 생각된다.

교통사고가 많은 시대다. 잦은 교통사고로 늘어나는 것이 요추, 경추 염좌이며 이 염좌는 정상적이거나 가벼운 디스크 환자의 경추, 요추의 후관절의 불안정 상태 이동으로 이어지게 된다. 이후 경추는 수면 중 계속되는 Brige(육교)상태가 되어 적게 손상된 인대가 계속 손상되게 된다. 이는 마치 네덜란드 소년이 댐에서 바닷물이 새어나오는 것을 보고 손목을 넣어 밤새 막은 사건과 같이 적은 인대, 관절낭 손상이 계속되어 결국 경추 추간판 손상으로 이어지는 결과가 나온다. 이처럼 급속한 충격으로 일어나는 손상으로 인하여 어느 날 갑작스러운 요통이 발생할 수 있다.

요추관협착증

어느 부인이 자신의 허리 통증 인생을 이야기하였다. 20대 초반에 결혼하여 요통이 발생하여 고생을 하였는데 몇 년이 지나서 요통이 스스로 없어졌다고 말하였다. 그 이후 60대 중반에 좌골신경통 같은 하지통이 있어서 심하게 고생하다 주사치료를 받았다. 처음엔 8개월 효과가 지속되더니 점차 효과가 이어지는 기간이 줄었다. 그러더니 주사치료를 하여도 효과가 없었다. 결국, 주변 사람이 허리를 수술하고 좋아졌다는 말에 협착증 수술을 하였다. 하지만 부인의 경우에는 전혀 효과가 없었다. 이것이 바로 일반적인 요통 환자의 일생이다.

젊었을 때 여성들은 아기를 키우면서 허리를 다치고 그 다친 부위의 관절이 고정되지 않고 전후좌우로 흔들림이 있어서 관절낭이 마모되어 퇴행성 관절염이 된다. 디스크의 수분이 빠져나가서 퇴행성으로 딱딱한 경성디스크가 되어 딱딱해진 디스크가 척수강 중앙으로 밀고 들어온다. 척수강 측면을 이루는 상하관절들은 두꺼워져 신경근 줄기가 나오는 곳이 좁아지고 척수강 후벽을 이루고 있는 황인대로 수축 이완의 압력을 몇십 년간 받으니 주름이 생겨 늘어나거나 두꺼워지고, 황인대에 혈액이 공급되지 않아 말라죽으면서, 척수와 붙어서 석회화되어 돌처럼 두꺼운 것으로 변하는 상태가 된다.

그래서 양쪽 후궁뼈를 절개하면서 붙어있던 황인대를 뜯어내어도 척수강의 돌처럼 굳은 인대는 뜯어지지 않고 남는다. 이 굳은 인대가 척수강을 꽉 누르고 있어서 혈액순환이 이루어지지 않는다.

젊은 사람의 요통 치료법은 혈종을 빨리 빼주고 관절이 안정되게 해야 하며 작은 근육을 강화시키는 운동을 하여서 척추를 안정시켜야 한다. 노인들의 협착은 증상 초기에 치료를 하여서 혈액순환을 시켜주면 호전될 수 있다.

100세 시대 척추 중증디스크, 협착증 어떻게 할 것인가?

심한 협착증에 대한 제안이다. 협착증은 진료를 하다 보면 특히 20~30 대에 허리를 다친 경험이 있다(후관절과 디스크 탈출). 이후 불안한 상태에서 계속 척추가 전후좌우로 움직이면서 황인대에 영향을 주게 된다. 황인대에 주름이 지는 상태가 지속하여 황인대가 퇴행화 되어 심하면 석회화까지 이르게 된다. 이런 상황은 척수와 척추관 사이의 혈액(정맥, 소혈관)의 흐름을 막아서 울혈을 일으키고 무균성 염증을 일으키며 신경염과 수종이 발생한다.

필자가 원리침도 시술을 한 결과 현재 신경성형술 3회 이상, 신경주사 3회 이상 권해도 효과가 없어 수술을 권하지도 못하는 상태의 환자들도 효과가 나타난다. 그러나 척수 공간이 6개 정도까지 줄어들면 효과가 없거나 있어도 재발되기 쉽다. 좀 일찍 검사하여 심하게 척수가 눌리지 않은 상태에서 시술하는 것이 현명하다.

디스크와 협착증

일반적으로 의료광고에 보면 디스크에는 '0000술'이란 문구가 보인다. '어르신들은 00술로 최소한의 부담 없이' 또는 '어르신들은 최소한의 미세 절개로 공간을 확보하고 가는' 등의 문구가 간혹 보인다. 일반인들은 디스크나 협착증이 어떤 유사성이 있는 줄 알고 있는 경우가 많다. 그러나 디스크와 협착증은 많은 차이가 있다. 디스크는 말랑말랑한 수핵과 질긴 섬유륜으로 감싸고 있다. 인체는 45세를 기준으로 상하압력이 가해지면서 이 말랑한 수핵의 성분에 수분이 빠져나가면서 수핵이 딱딱해진다. 물론 45세 이전에 자세 불량으로 수핵의 수분이 빠져나가기도 한다. 수분이 적어진 수핵은 충격이나 불균형으로 수핵이 조각조각 나게 된다. 이 조각들이 일정한 방향으로 힘을 받으면 디스크는 척추의 3각 균형 즉 앞 척추와 뒤 양쪽 척추관절의 균형 손상으로 척추 사이의 추간 디스크가 일정한 중심측이 없이 한 방향으로 치우치게 된다. 치우친 방면의 디스크를 싸고 있는 섬유막이 못 견디고 찢어지면서 부풀어 오르는 것은 팽윤이라고 하고 불룩 튀어나온 것을 돌출, 튀어나온 압력을 견디다 못해 터져버린 것을 탈출Extrusion, 탈출물이 유리되어 분리된 것을 Sequestration 디스크라고 한다.

즉, 디스크 질환은 디스크와 양쪽 후관절의 문제이다. 외부로 돌출된 디스크는 화학적 통증 물질을 유발하여 급·만성 통증으로 변하며 만성화를 일으키면서 척추의 전반적인 퇴행성 디스크가 온다. 척추 상하돌기의 확장 및 두꺼워진 뼈들 속에 혈액순환 장애가 생긴다. 후방인대의 주름이 늘어지거나 심하면 석회화되어 돌처럼 되거나 신경이 나오는 부위의 신경공에 결합조직이 꽉 차서 두꺼워지고 이런 전체적인 퇴행화를 일으켜서 통증 양상도 움직일 때 더 심해진다. 힘이 없어지는 일종의 노화현상이다.

이전 시대에는 큰 문제가 되지 않았다. 평균수명이 60대 전후로 협착증이 심해지기 전에 이미 수명을 다하는 경우가 허다했기 때문이다. 그러나 현대의학의 급발전은 인간의 수명을 80세를 뛰어넘어 100세에 이르게 했다. 척추의 수명이 인체의 수명을 따라오기 힘들어하고 있다.

이제 협착증 만성디스크를 간단히 주사치료나 수술을 한 후 할 수 있는 방법을 다 써보았다는 생각으로 포기해선 안 된다. 이제 진지하게 바라볼 필요가 있다. 필자의 시술법이 완전하지는 않지만 많은 영역을 만들 수 있다. 갑작스럽게 늘어난 현대 수명만큼 견디지 못하는 척추의 수명을 연장할 수 있는 최선의 대안이 될 수 있는 것이다. 필자가 책을 쓰는 것은 한 60대 후반 남성이 척추융합술 후 후유증으로 고생하다 와서 속상한 마음에 '왜 원리침도를 언론에 노출하지 않느냐'며 화를 내었던 기억 때문이다. 아직 많이 부족하지만 책임감을 갖고 부족하나마 글을 써야 한다는 의무감이 생겼다.

요추추관협착증은 하나의 임상 종합증이다. 어떤 원인들(척추뼈의 변성, 섬유화 증식, 척추전위증 및 척추의 이동)로 발생되는 추관, 신경근관, 추간판(공) 등 어떤 형식의 마미신경 혹은 신경근을 압박하여 일어나는 것을 통칭하여 요추 협착증이라고 한다. 요추추간판탈출증과 추관협착 환자는 비록 추관협착증 범주 내로 배열하지 않으나 요추관협착증과 요추간판탈출증 환자는 결코 적지 않다. 문헌보고에 의하면 20~60%에 달한다. 현재에도 이 질환의 진단은 매우 많은 논쟁을 해야 하며, 그 치료 또한 확실히 유효한 방법이 없는 상황이다. 추관내·외 침도 폐합형 송해, 감압술은 이러한 질환들을 치료하는 데 유익한 연구 성과와 만족스러운 결과를 얻었다.

관련된 해부

추관

추관은 척추골의 골성 구역(추체, 추궁근, 추판과 연속된 골환)과 척추골과 연결된 연접 구역(추간판과 황인대는 상호연접)이 교체 조성하여서 모든 척추관은 뼈와 결체조직이 같이 조성된 '골섬유성 도관'이다. 추관은 중앙관과 측추관으로 양분한다.

중앙관 경막낭이 점거한 부위.

측추관 신경근을 통과하는 신경근관. 실제 신경근관은 중앙관 양측의 사이 공간에 위치하며 신경근은 경(척)막낭 외측에서 시작되어 나아가서 추간관의 내구에 이르러 멈추는 한 구역이다. 신경근은 반드시 전체의 추간관을 통과하여야 비로소 외부와 서로 통할 수 있다.

추궁근은 수평으로 관찰하면, 중앙관의 전면이 추체의 후면이 되고, 중앙관의 후면은 추판의 내측과 상관절 돌기의 내측 면이 되며 양 측면이 추궁근이 된다. 상·하 추궁 간의 수평 상에서 보면 중앙관의 전면이 추체와 추간판이 되고 후면은 황인대가 되고 양측은 추간관(공)은 가상의 측벽으로 형성된다. 경막낭 안에 마미신경은 위에서 아래로 측추관을 통과하니 곧 신경근관이 된다. 추관은 척수와 척수막을 포용할 뿐 아니라 신경근, 동정맥, 퍼석퍼석한 결체조직 같은 지방근 등을 포함한다. 이런 서로 다른 조직은 추관의 서로 다른 부위 중에 비례하여 서로 다르게 위치한다. 이런 이유로 경막낭 지방공간의 형태와 크기가 각각 서로 다르다. 진단 중에 척추의 상호 다른 마디 단계와 추관 내 각 조직의 놓인 장소에 비례 된 변화에 주의하여서 병변의 정도를 결정하여야 한다.

중앙추관

중앙관의 형태 L1, L2는 흔히 계란 원형이고 L3, L4는 삼각형이며 L5는 삼엽형이다. 또한, 종형 올리브열매(감람열매)형이다. 그 병변은 추공 형태에 따라 서로 다르게 변화되어 진다. 요추 추관은 L1-L2공간 이하에서 신경섬유를 소유하는데 모두 경척막으로 싸고 있다. 각 신경근은 경막낭에서 나와서 추간의 한마디에 있는데 이를 신경근관이라 칭한다. 이후 나누어져 상응하는 추간공으로 통과하여 나온다.

정상 X선 측량치는 추관 중앙지름은 평균 17mm(14~20mm), 정상 최저치는 13~15mm, 추관이 비교적 협착한 것은 12~10mm, 추관이 절대 협착한 것은 10mm 연속으로 이어진 두 개의 추골 척추는 지수 비율이 1:4.5보다 크면 더욱 의의가 있다.

요추추관협착은 항상 추간판 탈출증을 결합하여 나타난다. 삼엽형추관은 측은와 협착 시 단지 경도의 추간판 탈출이 있어도 신경근 압박증상이 발생한다. 연령을 따라 증상이 증가하지만 추간판병성은 추간공간협착을 일으키고 추체후면과 관절돌기 골질증식 하면서 황인대 비후를 만들고 요추관에 진일보 협착을 할 수 있다. 퇴행생 협착은 흔히 여러 관절에서 나타난다.

요신경근 통로

요신경근이 경막낭에서 나와서 협착된 골섬유성관을 경유하여 다시 추간관을 통과하여 나오는 전체 경로를 통칭하여 요신경근 통로라 한다.

요신경근 통로는 2개 부분이 있는데, 즉 측추관 이것은 신경근관(경막낭에서 나와 추간관 내구에 이름)과 추간관이다. 신경근은 경막낭에서 분리후 전·후근 혹은 한 가지 슈반초(Schwan)로 공존하거나 각각 고유한 근초 안에 위치한다. 신경근관 내측은 넓고 외측은 좁다. 전후는 약간 기울고, 위는 크고 아래는 좁은 깔때기와 같으며 신경근은 앞쪽 아래 외측 방향으로 기울어 향하며 L1~L5 경사도는 점차 증가한다.

측추관 (신경근)

추간판과 황인대 사이와 측은와를 포괄하여 비록 길지 않으나 몇 척추부위에서는 비교적 좁아서 신경근이 쉽게 압박되는 부위가 있다.

반황간극

추간판과 황인대의 사이는 반황간극이라 칭하고 장차 추간관 내구 하부를 봉쇄한다. 방황간극의 측량수치는 L1은 4.7mm L2는 3.4mm, L3는 2.5mm, L4는 1.9mm, L5는 2.5mm이다. 추간판 퇴행성 병변이 있고 협착으로 사방으로 팽출되면서 동시에 황인대가 두터워지고 앞으로 돌출되면 반황간구의 협착이 진일보된다.

측은와

추간 측면에 위치하여 반황간극의 외측으로 추간관내구의 한 구역으로 신경근관의 협착부위가 된다. 그 전면은 추체후면이 되고 후측면은 상관절돌기의 전면과 추궁판과 추궁근 면접부위이다. 외측면은 추궁근의 내측 면이다. 내측 입구는 상관정 돌기 전면에 합당한다.

삼각형 원리

예를 들어 뼈를 제거하면 척추가 수평 시 균형을 유지할 수 있는 삼각 지렛대 원리의 균형이 깨져서 마치 개가 한쪽 다리를 다쳐 뒷다리 하나로 걷는 자세와 같이 불균형을 이룬다.

이렇게 되면 추체에 균형을 잡고 있는 디스크가 중앙에 있지 않고 좌우한 방향으로 틀어져 나오거나 터져 버리게 된다. 즉 2차성 질환이 유발되어 인공 관절과 척추에 나사못을 박는 임플란트 치료를 행하게 된다.

또한 척추는 상·하의 각 분절이 있어서 상호 움직이게 되는데 한 부위의 척추를 수술하여 균형이 어긋나게 되면 상·하의 척추가 균형이 깨져서 위아래 디스크가 변성되어 터지거나 튀어나오게 된다. 이러한 악순환으로 심지어 척추 수술을 4회 이상 하여 더욱더 고통을 받거나 쇠를 박는 임플란트(나사못)를 10개 이상한 척추 환자도 보았다. 이러한 척추 행위는 이미 잘못된 것으로 인정돼 버렸다.

급성 디스크 탈출의 경우는 1개이든 2, 3곳의 디스크가 나와도 그 크기가 심하지 않으면 대략 1~2회에 효과를 볼 수 있다. 물론 경우에 따라 치

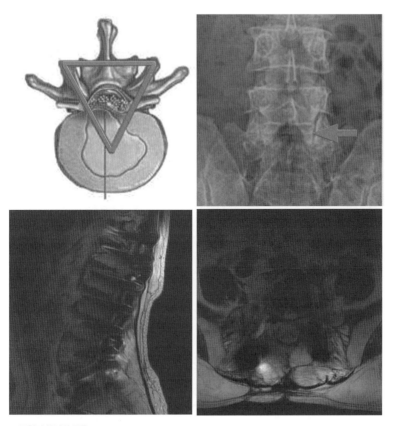

균형이 틀어진 요추

료기간이 긴 경우도 있다. 그리고 돌출이 신경 외관을 심하게 누르고 꽉 낀 경우나 디스크가 터져서 혈종이 나오는 경우, 또 터진 것이 다른 곳으로 유착되어 있는 경우는 통증의 양상이 매우 심하여 견디기 힘들다. 이런 경우는 척수 주변의 척추관에 필요 이상의 압력이 형성되고 신종 당단백류가 신경 주변에서 화학적 자극 염증을 유발하여 허리를 펴지도 못하고 걷기도 힘든 상황이 되며 화장실 변기에 앉지도 못한다.

이런 경우는 척추관의 혈종을 외부로 유도해 급격히 압력을 줄이면 즉시 또는 3일 사이로 통증이 주는 것을 알 수 있고 주 1회 침도를 시행하면 4주 이내에 급속한 통증의 소실을 볼 수 있다. 또한, 신경관에 꽉 차게 밀려버린 경우는 원리침도로 나온 디스크를 고루고루 눌러서 분산시키면 통증이 어느 시기에 소실되어진다.

간혹 허리가 빠지고 요통이 오랫동안 지속되는 경우는 어느 주요한 요추 후관절과 상하 관절에 문제로 발생하여 척추가 돌아가는 것이니 이는 후관절 치료 후 전신 척추 교정을 하면 놀랄 만큼 빠르게 요통이 호전되는 것을 알 수 있다.

이런 급성 요통은 대부분 척추 본체와 주변의 작은 인대 그리고 가장 중요한 후관절을 싸고 있는 인대의 급격한 충격으로 늘어지는 손상을 당한 후 후관절을 잘 보조하지 못하여 삼각 중심축이 틀어져서 척추가 움직이고 추간판을 싸고 있는 섬유(륜)가 그 힘을 버티지 못하여 결국 찢어지고 밀려 나오게 된다.

이런 현상을 방지하려면 척추가 한 방향으로 과도하게 밀리게 사용하지 말고 작은 근육이 약해지지 않게 꾸준한 운동을 하여야 한다. 운동법은 봉체조, 벽 체조, 누워서 하는 체조가 있다. 허리 근육을 강화한다고 윗몸 일으키기, 역기 들기, 심한 허리운동을 하는 경우가 있는데 이는 결코 좋은 일이 아니다. 척추 옆 작은 근육 운동과 척추 관절 운동이 매우 중요하다.

일상생활에서 쉽게 하는 운동

허리

운동은 매일 하는 것이 좋으며, TV를 시청한다든지 다른 일들과 함께 하면 지루하지 않다. 모든 운동은 통증이 생기면 중단하는 게 좋고 무리하면서 하는 것은 좋지 않다.

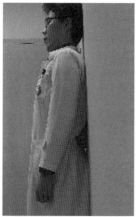

① 허리 근육 강화하는 '바로 서기'

턱을 내리고 허리 사이에 주먹 하나가 들어갈 정도로 몸을 벽에 밀착시킨다. 하루 30분씩 바른 자세로 서 있으면 건강한 허리를 만드는 데 도움이 된다.

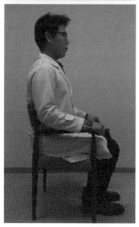

② 허리 근육 강화하는 '바로 앉기'

구부정한 새우등 자세로 앉아 머리가 앞으로 나오면 몸의 중심이 앞으로 이동한다. 척추를 굴곡시키는 힘이 증대되어 허리의 부담도 많다. 허리 중심선과 귀가 일치한 자세로 똑바로 앉으면 허리의 부담이 가장 적어지면서 허리근육이 단련된다.

③ 허리 근육 '스트레칭하기'

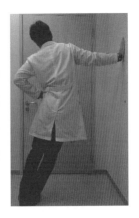

골반이 높은 쪽이 벽쪽으로 가도록 선 후에 벽에 팔을 댄다. 벽에 댄 팔꿈치가 구부러지지 않도록 신경 쓰면서 반대쪽 손으로 골반을 누르며 벽을 강하게 민다. 몸통을 벽과 반대쪽으로 구부리면 옆구리가 잘 늘어나는데 이 자세를 20초간 유지하는 게 좋다.

환자들이 가장 많이 물어보는 것이 '어떤 운동을 하면 안될까요?'라는 질문이다. 대부분의 운동은 다 해도 되지만 무거운 물건 들기, 골프, 탁구같은 허리를 비트는 운동은 허리 치료 후에는 조심하는 것이 좋다.

④ 주의해야 할 물건 들기

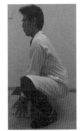

물건을 들 때는 물건과 가까이 한 후에 양발 간격은 넓게, 발끝은 15도 정도 바깥쪽으로 향하게 한다. 양팔을 쭉 편채 가랑이 사이에 수직으로 내려 물건을 든다.

⑤ 부적절한 동작

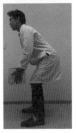

무거운 물건을 들 때 자세가 무너지면 모든 부담이 허리에 집중되어 허리를 다치기 더 쉽다. 물건을 몸통에 가까이 들어 허리의 부담을 줄여야 한다.

목

하루에 2~3번 정도 각 동작을 5초 정도 유지한다.

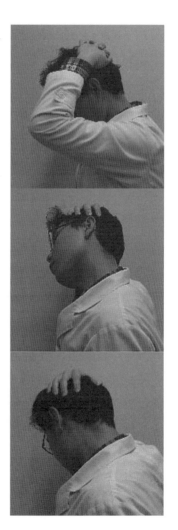

① 곧게 앉은 자세에서 뒤통수 쪽에 깍지를 끼고 숨을 내쉬면서 밑으로 당겨준다.

② 한손으로 반대편 머리를 잡는다. 시선은 앞을 보고 숨을 내쉬면서, 머리를 천천히 옆으로 당겨준다.

③ 한손으로 뒤통수 쪽을 잡고, 시선은 팔쪽의 겨드랑이를 보면서, 대각선 쪽으로 당겨준다.

무릎

무릎 환자들은 등산이나 줄넘기, 뛰기 같은 운동들은 주의해야한다. 무릎 관절에 부담이 가지 않으면서 허벅지 근육들을 단련해 주는 운동이 좋다.

무릎 구부렸다 펴기

의자에 앉아서 한쪽 발은 바닥에 대고 아픈 무릎 쪽 다리를 들어올립니다. 다리를 들어 올릴 때 발목은 펴지 않고 허벅지와 엉덩이는 최대한 움직이지 않는 것이 좋습니다. 무릎을 최대한 펼 수 있을 때까지 들어 올린 후 3초 정도 유지합니다. 천천히 제자리로 돌아갑니다.

이 운동을 하루에 300번 정도 하면 무릎이 건강해집니다.

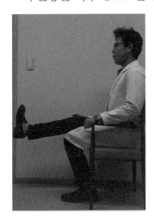

협착증

인간의 척추는 계속 노화의 여행을 시작한다. 척추의 노화가 진행되면서 척추뼈는 둥그러지게 되고 척추관이 좁아지며 주변 인대 안의 인대, 주로 황인대가 혈액순환 장애를 받아서 늘어지고 주름이 진다. 드물게는 그 황인대가 돌같이 단단해져 버리기도 한다.

관절돌기는 위아래로 있어 부풀러 지면서 신경이 나가는 문을 더욱 좁게 하고 신경이 나오는 통로는 퇴행성 디스크가 일찍이 터져 나온 디스크 퇴행물질로 인하여 그 신경 통로 막이 꽉 막혀있거나 섬유 조직이 더욱 두꺼워져 통로를 하수구 막히듯 막아 버린다. 그러면 척추관의 빈 공간에 유지하는 정맥과 지방층이 울혈로 인하여 염증을 유발하고 미세 순환이 일어나지 않아서 빈혈성 통증이 신경을 따라 하지에 유지된다.

이런 악순환은 더욱 증대되어 보행 시 주로 사용되는 근육인 신경에 빈혈이 증가해 산소와 영양이 결핍되고 어느 정도 걷다 쥐가 나거나 파행이 생겨 통증으로 걷질 못하게 된다. 이런 난치성 협착증은 몇십 년에 걸쳐 이루어지기 때문에 1회 치료로 바로 효과가 있기도 하지만 2~3회 치료 후 1~2개월 사이로 서서히 회복되기도 한다. 물론 아주 심한 협착증은 치료가 되다마는 경우도 있다.

하지만 필자의 치료 경험으로는 나이의 차이, 건강의 차이는 다소 있으나 증상이 심해도 효과가 있는 경우를 많이 보았다. 치료 방법은 척추 후방의 척추 사이로 황인대를 전부 고루고루 척추뼈와 분리해주면서 신경 척수관과 유착된 부위를 송해 시켜 주면 뚝 소리가 나면서 심한 하지통이 소실된다. 신경관이 나오는 부위는 신경과 동맥, 정맥이 있어 매우 위험하지만 척추뼈를 따라 고루고루 막힌 막을 뚫어주고 척추와 척추 사이를 연결하는 인대와 관절을 풀어주면 척추가 상하로 늘어나서 공간이 만들어진다. 이런 치료 절차를 통하여 척수 주변 정맥의 어혈 순환이 활발해지고 미세순환이 잘되며 신경염에 산소와 영양 공급이 잘되어 신경염이 소실되고 증상이 호전된다.

허리 협착증 환자는 1회 시술로도 많이 회복되는데 그 이유는 협착증 환자는 대부분 만성 환자이기 때문이다. 간혹 급성과 같이 오는 경우가 있으나 극히 드물고 대부분 만성이다. 허리 척추관의 정맥의 울혈과 만성 무균성 염증으로 인한 해당 혈액순환점이다. 신경염과 무혈성 염증이 일어난 것으로 혈액순환이 되도록 주변 연조직을 송해 시켜 주면 자연히 통증이 소실되어진다. 대부분 유착이 풀리면 당일 혹은 2~3일 사이로 회복되는 것을 느끼다 2~4주 사이로 많이 회복된다. 정도의 차이가 있겠지만 평균적으로 1회 시술 또는 3회 정도의 시술로 회복된다.

필자가 시술을 하면서 어려운 것은 협착증은 치료가 어려운 질환으로 인류가 이 질환에 적극적인 도전을 한 것도 얼마 되지 않기 때문이다. 기존 수술 치료는 척추를 이루고 있는 뒤쪽 뼈를 절제하여 공간을 만들어 주었다. 그러나 이런 치료는 척추의 중앙에 보호되어 있는 척수 주변에 지방조직, 연조직 그리고 황인대가 그 과정에서 너무 많이 부풀어 해당 부위에 혈액순환이 소실된 상황으로 된다. 그 부위를 침도와 원리침도로 치료하여 박리하고 유착을 풀어주고 해결해 혈액순환이 되어도 기능이 회복되기에는 2주 이상 또는 4주까지 기다려 주어야 한다. 또한 3회 이상 치료를 하여야 한다.

원리침도로 효과를 기대해도 좋은 경우가 많다. 여러 곳에 퇴행성 디스크, 협착증이 있는 경우에는 척추의 이동성이 커서 정상인과 같이 과도한 운동 작업을 하면 재발할 수밖에 없는 것이다. 다발성 협착증인 경우엔 본래의 힘의 1/2로 작업하여야 치료 효과를 보존할 수 있다. 그러나 원리침도는 1~2회만 효과가 있고 이 이후부터는 효과가 없다고 환자들이 주장하는 주사요법의 문제점을 보완할 수 있고 수술로 인한 재수술의 부작용을 고민하지 않아도 된다. 언제든지 재시술할 수 있어 현재까지 완벽하지는 않지만 상당한 장점을 지닌 치료요법이다.

요즘 환자는 너무 현명해져서 기다리질 않는다. 요즘 젊은이들은 왕성한 의욕과 지적 능력까지 겸비하고 현대 의학의 발전으로 크고 작은 질병에서 거의 벗어나 있다. 이전 대공황의 주역인 미국 루스벨트 대통령 시대에는 퇴직 연령이 60세였다. 그 당시 평균수명이 60세이기 때문이다. 그러나 요즘은 평균수명이 80세가 넘었고 곧 90세가 평균수명이다. 이때 가장 큰 적이 척추 관절 질환이다.

한 60대 남성 환자가 요추 3/4번 척추전위증, 요추 4/5번 협착증이 심하였다. 시술하여 좌측에 통증이 소실되고 우측 치료를 원하여 온 것이다. 필자가 그 환자를 처음 만났을 때 환자는 이전 치료에 대한 불만을 호소했었다.

환자는 "6주간 치료했지만 효과가 없었다. 자신이 없으면 안 된다고 하지. 괜히 시간만 보냈다"고 계속 불만을 토로하였다. 이전에 그 환자를 치료한 의사는 문제가 없다. 심한 협착증은 효과가 바로 나타나지 않고 심지어 바로 수술을 하지도 않는다. 필자의 설명을 들은 환자는 "하긴 나보고 수술을 하겠느냐고 하더군, 그것은 싫고"라며 치료했던 의사를 이해했다. 요즘은 집안, 친인척 간에 의료인이 흔히들 있다. 너무 잘 알고 있어 의사의 진료가 쉽지가 않다. 항상 최적의 치료법을 제시해야 하는 어려움이 있다. 그러나 이런 어려움이 의학을 더욱 발전을 시킨다.

척추분리증과 전방전위증

보통 척추뼈는 한 추체가 한 물질로 잘 붙어 태어난다. 그런데 간혹 상하 관절 간의 협부 부위가 엄마 뱃속에서부터 붙어있지 않거나 분리되어 나온 인간이 노동을 하면서 서서히 그 분리가 심하여져서 척추가 앞으로 밀리는 질환을 척추분리증, 전방전위증이라고 한다. 현재까지 그 증상을 진통 소염제로 대충 치료하다 악화되어 다리 통증이 심하고 마비감이 오면 척추에 고정술을 시행하는데 그 이후 5년 내 상하 척추에 디스크가 발생되어진다.

이러한 경우에도 원리침도 치료를 시행하면 심각하던 하지통 저림이 소실되는 경우가 많다. 물론 치료되지 않는 경우도 있었지만 전반적으로 많이 호전되어 일상생활에 지장이 없게 생활한다. 그 이유는 척추의 전방이전으로 신경이 압박되어 여러 무균성 염증과 화학적 반응 또한 기계적 압박이 일어나더라도 상하좌우 공간이 확보되면 그 증상이 크게 호전되어 유지되는 것이다.

**협착증 예방하는
원리침도 요법**

평균 수명이 100세에 달하는 시대를 가리켜 '호모 헌드레드 시대'라고 합니다. 의학의 기술이 진보하면서 평균수명은 늘어났지만 아픈데 없이 건강하게 잘 활동할 수 있는 건강수명 또한 중요해지고 있습니다.

이전에 평균수명이 짧았을 때는 척추관절 질환이 크게 문제가 되지 않았습니다. 그런데 인간이 점점 오래 살게 되면서 이제 척추관절 질환 문제는 피할 수가 없게 되었습니다. 척추관절의 퇴행성 변화로 나이가 들면서 아픈 곳들이 한 두 군데 씩 나타나기 시작합니다. 척추관절 병 중에 특히 요즘 문제가 되는 병은 '척추관협착증'입니다.

허리디스크와 협착증은 비슷한 듯하면서 다른 질환입니다. 디스크는 단순히 척추와 척추 사이에 있는 디스크가 튀어나와 신경을 누르는 것이고, 협착증은 디스크에도 변성이 왔을 뿐만 아니라 척추 뼈가 두꺼워지고 주변의 인대들에도 퇴행성변화가 나타나 신경이 지나가는 공간을 앞뒤로, 좌우로 누르는 복합적인 병입니다.

협착증이 있는 분들은 허리를 구부려야 신경이 지나가는 공간이 넓어지기 때문에 자꾸 허리가 굽어지려고 합니다. 또 걷기 시작하면 다리로 저리거나 통증이 나타나고 힘이 없어지는 등의 증상이 나타나기 때문에 걸음을 멈추고 쪼그려서 쉬었다 가거나 합니다.

협착증은 일반적인 요통과는 달라서 운동을 하면 낫겠지, 시간이 지나면 낫겠지 하는 마음으로 방치해서는 안됩니다. 협착증은 나이가 들면서 점점 더 진행이 되기 때문에 치료하지 않으면 점점 걷는 거리가 짧아지고 심지어는 마비가 오기도 합니다.

협착증이 오래 진행된 상태로는 치료하기가 어렵습니다. 신경을 누르는 인대들이 점점 딱딱하게 변해 굳어버리기 때문입니다. 이런 상태에서는 치료하는 사람도 안타깝고, 치료받는 사람도 만족하지 못하게 됩니다.

그래서 협착증이 진행되는 것으로 진단을 받으면 증상이 심하지 않더라도 협착된 부위를 푸는 원리침도요법을 받는 것이 좋습니다. 특히 젊었을 때 허리가 다쳤던 적이 있는 분들은 협착증이 올 가능성이 그렇지 않은 분들보다 높기 때문에 더 권합니다.

원리침도요법은 척추관을 좁게 만드는 관절돌기·인대 등을 특수 제작된 침으로 직접 치료하기 때문에 조기에 치료를 받으면 척추관이 좁아지는 것을 예방할 수 있습니다. 허리의 뼈를 자르거나 디스크를 제거하는 치료가 아니기 때문에 척추의 불안정성을 일으키지도 않으며, 후유증이 없을 뿐만 아니라 회복이 빨라 간병할 사람이 없어도 괜찮습니다.

**척추전방전위증,
수술이
꼭 필요할까요?**

척추는 우리 몸의 중심 기둥으로 고유의 만곡을 이루고 있습니다. 척추마디를 연결하는 인대·근육·뼈 등이 협조해 안정성을 유지하고 기둥을 지지하고 있습니다. 그런데 안정성을 가지고 기능을 해야 할 척추가 불안정해져 척추 고유 만곡의 흐름이 깨져버리는 경우가 발생하기도 합니다. 정상 만곡을 기준으로 척추가 아래 척추에 비해 앞으로 밀려나와 있는 것을 '척추전방전위증'이라 하고, 뒤로 밀려나가 있는 것을 '척추후방전위증'이라고 합니다. 이렇게 구조적으로 불안정해진 척추는 통증을 발생시킵니다.

55세 이모씨는 축산일을 하면서 허리를 무리하게 사용하며 살아왔다고 합니다. 젊어서부터 통증이 있었지만 생계를 유지해야했기에 쉴 수가 없었습니다. 3년전 어느날 이씨는 무거운 짐을 나르다가 허리를 삐끗했고, 그날부터 극심한 통증이 시작됐습니다. 여러 병원에서 척추전방전위증을 진단받고 수술을 권유받았지만 병원마다 천차만별로 가격이 다른데다 수술을 믿을 수 없었던 이씨는 통증주사를 맞으며 근근히 살았습니다. 통증 때문에 똑바로 누워 잘 수도 없었던 이씨는 겨우 잠드는 순간 이대로 잠들어 죽으면 안될까라는 극단적인 생각을 하기도 했습니다.

그러다 지인을 통해 원리침도에 대해 알게 된 이씨는 2011년 3월 처음 침도를 받고 통증이 80%나 감소하면서 너무 멀쩡해져 깜짝 놀랐다고 합니다. 그러다 보니 또 아프기 전처럼 무리해서 일을 하게 되었습니다. 쌀 40kg을 나르는 일을 하면서 얼마 지나지 않아 이씨는 침도 시술을 다시 받게 됐습니다. 두번째 침도 시술 이후 이씨는 '살만한 통증'만 남았기에 이전처럼은 아니지만 연년생 손주

셋을 돌보면서 허리에 부담감을 지속적으로 주면서 지냈습니다. 그동안 허리의 안정성을 완전히 회복하지 못했기 때문에 이씨는 원리침도시술을 위해 2년 만에 서울원광한방병원을 찾았습니다. 이번에도 놀라우리만큼 통증이 감소된 이씨는 더 이상은 무리하지 않겠다며 매우 기뻐했습니다.

척추전방전위증은 척추가 얼마나 앞으로 밀려나와 있느냐에 따라서 4단계로 나뉘어집니다. 보통 반 이상이 밀려나간 3단계가 되면 수술을 권유받는 게 일반적입니다. 수술로 좋아지는 경우도 있지만, 수술로 인해 수술 부위 위·아래쪽의 척추불안정성이 커지면서 통증이 재발될 확률이 높습니다.

전위증은 척추 뼈 자체, 뼈의 불안정성으로 인한 뼈 부착 부위의 인대, 몸 속 깊은 곳의 강한 근육 때문에 발생하는 질환입니다. 그래서 우리 몸의 심부 자극을 통한 치료가 더욱 효과적입니다. 원리 침도는 근육과 인대, 건 등의 심부 연부조직을 직접 치료하는 한의학의 새로운 외과적 치료법입니다. 예리한 침 끝을 둥글게 만든 원리침을 이용해 유착, 비후된 조직을 직접 박리하고 소통시켜줌으로써 신경 압박과 자극을 없애 통증을 감소시키는 방법입니다. 시술시간은 10여 분 정도로 짧은 편이며, 1~2회의 적은 횟수로 만족할 만한 효과를 얻으실 수 있습니다.

또한 전위증 진단을 받은 경우, 침도요법 이후 증상이 사라졌어도 환자 스스로 항상 바른 자세와 바른 보행 습관, 보조기 등을 이용하면서 무리하지 않는 범위 내에서의 근력 강화를 통해 허리가 자생할 수 있도록 노력해야 합니다.

요추압박골절과 그 치료 후 후유증

　세월이 가서 나이가 들면 골밀도가 떨어지는 골다공증이 심해진다. 이런 경우에 외부로부터 충격과 엉덩방아를 찌거나 목욕탕에서 넘어지는 경우, 물건을 힘들게 옮기는 자세만 하여도 요추가 압박되어 골절이 일어난다. 대부분 나비 모양으로 찌그러지는데 이런 경우 척추뼈와 주변의 연조직이 유착되어 압박골절 치료 이후에도 그 주위나 연결된 방향을 따라 신경이 따르는 방향으로 방사통이 나타나게 된다. 이때 척추 주위 연조직의 유착과 반흔을 제거하면서 신경공을 확장시켜주면 압박골절로 손상된 후유증을 많이 제거할 수 있다.

압박골절 후유증

　75세 여성노인이 누워도 앉아도 허리 통증이 심하고 허리를 구부리면 더 아프고 양 골반 통증이 있다고 하였다. 흉추가 뒤로 밀려나는 느낌이 있고 8년 전 교통사고로 압박골절이 있다고 하였다. MRI 상으로 8년 전 압박골절이 다시 다쳐서 아물다 말고 통증이 있는 것으로 확인되어 다시 물어보니 3달 전 침대에서 떨어졌다고 하였다.

　흉추에 골감압침도를 시행하였다. 노인들

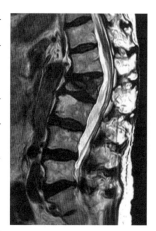

압박골절 후유증

뼈는 멍이 들어 뼛속에 울혈이 생겨 회복이 어려워 통증이 계속되는 상황이 된다. 뼈가 다치면서 주변 인대 손상이 있어서 회복을 못하고 있는 것이다. 노화로 골다공증이 심하여 뼈에 골감압침를 찌를 때 푹푹 단단한 무를 찌르는 듯한 압력을 받고 들어갔다. 원리침도로 주변 정리 후에 다음날 허리 통증이 줄고 허리를 펴고 웃고 있었다. 압박골절 초기는 다 아프지만 부러진 뼈가 어느 정도 아문 후 3개월 이상 가면 침도 치료로 매우 좋은 결과를 볼 수 있다.

척추수술 후유증 및 수술실패증후군

척추는 후관절이 2개가 있고 척추 본체에 중심이 있어서 삼각구조를 이루는데 이 후관절의 손상으로 척추 중심을 잃으면 추간판 물질이 돌출되게 된다. 이로 인하여 한쪽 신경 쪽으로 급성 부종이 일어나 화학물질이 분비되어 신경염을 일으키고, 통증의 반복자극으로 인하여 견디기 힘든 상태가 일어난다. 이 상태가 지속되면 수술을 권유받게 되는 경우가 있다. 수술은 돌출, 탈출된 부위의 후궁을 일부 제거하거나 디스크를 일부 제거하여 척추신경의 압력과 부종을 제거하는 시술과 척추 후방(뼈와 황인대 등)을 모두 제거하고 전방엔 허리 디스크를 제거하고 인공디스크를 삽입하는 수술을 하는 경우가 있다. 그러나 통계적으로 척추 수술 이후 후유증이 5~50%까지 나타나며 이를 수술실패증후군이라고 한다.

어떤 환자는 12년 전 허리전위증으로 L4/5, L5/S1 사이에 인공 디스크와 척추융합술을 받았고, 이후에 조심스럽게 잘 사용하였다. 그러나 큰 이

유도 없이 필자를 찾아오기 몇 달 전부터 요통과 하지 방사통이 발생되어 유명한 명의들을 했다고 한다. 어디에선 수술 부위가 돌처럼 유착이 되어서 치료가 불가하고 수술 시 위험하다는 말을 했고, 어느 병원에서는 어쩔 수 없으니 주사치료나 받으라 하였고, 어느 신경외과 역시 치료가 어려우니 재활과에서 주사치료를 하라고 하였다. 어느 한방병원은 "그동안 많이 쓰셨네요"라며 한 달간 치료하자고 하여 병원에 다녔으나 효과를 보지 못해 한방에 대한 불신이 생겼다고 말했다. 필자가 검진한 결과 L4/5 척추 융합술을 한 후 바로 그 위에 새로 디스크 탈출이 발생하였고 수술 부위가 유착되어 혈액순환이 되지 않는 것으로 판단되었다. 환자에게 그런 점을 설명하였더니 원인을 알게 되어 매우 고마워했다. 환자는 "수술 부작용을 연구하는 분이 어딘가 있을 줄 알았다"며 흥분하였다. 필자는 환자와 보호자에게 너무 실망하지도, 너무 기대하지도 말라며 현재까지 수술실패증후군 환자를 시술해 본 결과 43%의 만족도가 있다고 설명해 주었다.

수술실패증후군, 수술 후유증 또는 수술 후 재발하는 경우가 계속해서 이어지고 있다. 이제 이러한 경우도 치료로 인하여 생기는 의인성 질환이 되었다. 이런 연구도 활발히 이루어져야 한다. 어차피 현실은 심한 통증을 잡지 못하고 수술의 방법을 선택하여 치료하는 경우가 많다. 그 후에 대체하는 의술도 꾸준히 연구되어야 한다.

수술 후유증은 대체로 유착과 혈액순환 장애 그리고 수술 부위 상하부에 재발되는 디스크 문제이다. 한번 수술 한 이후 두 번째 수술해서 좋은 결과를 얻기 힘들기 때문에 대부분 권하질 않는다. 이런 점을 고려하여 수술 하지 않고 치료하는 비중을 넓혀 나가야 한다.

만성 디스크 질환

디스크가 나와서 급성통증을 일으키고 저절로 아무는 데는 팽륜된 경우 3주, 돌출된 경우 3개월 즉 10주 내 70% 이상 호전이 된다. 그래서 디스크 질환은 이 약을 먹고 나았다느니, 무슨 치료하고 나았다느니 하는 다양한 치료 방법이 존재한다.

하지만 디스크가 탈출된 경우와 터진 후 유리된 경우는 자연 치유율이 낮아서 6개월에서 1년이 간다. 그 이후에도 만성통증이 계속된다. 이런 점에서 치료의 관점을 잡아야 한다. 급성 통증을 1~2회 치료로 낫게 하는 치유 방법과 돌출된 경우를 1~3회로 치료하여 만성화하지 않게 만드는 방법이다. 또한, 심하게 탈출된 경우 20여 분을 못 걷고 수술을 권유받는데 이러한 경우에도 원리침도는 매우 구세주 같은 역할을 한다.

만성 디스크가 수술과 주사 없이 치료될 수 있는 기전은 다음과 같다. 첫째 뼈와 붙어있는 신경의 부착부위를 풀어주면 신경이 디스크로부터 도피되면서 자유로워져 통증이 감소한다. 신경이 신경관에서 막 나오는 곳은 가장 협소한 곳인데 그 위를 느슨하게 풀어주면 공간이 넓어져 통증이 감소하고 신경근과 유착되어진 디스크 물질을 분리시켜주면 만성통증이 소실되는 것이다. 이것은 모두 뼈와 상관없이 연조직들의 문제로 연조직 치료가 매우 중요한 이유이다.

서 서 일을 많이 하던 45세 여자 환자 김○○ 씨
는 얼마 전부터 허리가 많이 아프고, 오른쪽
엉덩이가 아프고 저려서 바르게 앉을 수 없었습니다. 지
난 5월 허리를 삐끗하면서 다친 후 치료 받으며 그럭저
럭 별 불편없이 지내다가 최근에 허리의 불편함이 심해
진 것입니다. MRI 촬영 결과 요추 추간판탈출증 진단을
내릴 수 있었습니다.

 허리통증과 관련있는 질환 중 흔히 '디스크'라 부르는 추간판탈출증이 가장 대
표적인 질환입니다. 척추뼈와 척추뼈 사이에서 충격을 흡수해주는 말랑말랑한
구조물을 추간판(디스크)이라 하는데, 정상적인 상태에서는 수분을 포함한 말
랑말랑한 섬유륜이 수핵을 싸고 있는 형태로 이루어져 있습니다. 이 디스크에
지속적인 자극이 가해지고 퇴행성 변화가 진행되면 수분은 점점 없어지게 됩니
다. 그러면 말랑말랑하던 디스크는 점점 단단하게 굳어지며 이 상태가 지속되면
섬유륜의 균열이 발생하기도 합니다. 결국, 섬유륜 안에 있던 수핵이 빠져나오
게 되어 신경을 압박하거나 염증반응이 발생하게 됩니다.

 추간판탈출증의 증상은 압박되는 신경에 따라 각기 다른 증상이 나타나게 됩
니다. 일반적으로 허리의 통증과 엉덩이 · 허벅지 · 종아리 부위의 당기는 통증,
전기가 오는 느낌, 어딘지 모르게 불편한 증상들이 동반되게 됩니다. 보통 편한
자세로 누워있게 되면 증상은 약해지며, 앉아있거나 같은 자세를 오랫동안 반복
할 경우 증상은 악화되기도 합니다.

 치료는 보통 증상의 완화요법과 안정요법을 합니다. 일반 한의학적인 치료로
는 해당부위의 기혈순환을 원활하게 하도록 침 · 약침 · 약물 · 추나치료 등을 이

용합니다. 양방적인 치료로는 소염진통제와 근육이완제의 경구복용 및 주사치료 · 물리치료 등을 시행하며 경우에 따라 수술을 하기도 합니다.

김씨는 허리를 삐긋하며 다친 후 허리가 깨끗하게 낫지 않은 상태에서 지속적으로 요추에 자극이 계속 가서 만성디스크 상태로 진행되다가 증상이 심해진 것입니다. 만성디스크의 만성염증은 디스크와 요부 인대의 유착을 가져와 나중에는 척추관 협착증으로 진행되어 걸음을 잘 걷지 못하는 정도까지 진행될 수 있습니다.

김씨는 원리 침도 치료를 받고 난 직후부터 바로 통증이 사라지고 바로 앉을 수 있다며 신기해 했습니다. 2년 전부터 있었던 우측 엄지발가락 무감각도 많이 감각이 돌아와 매우 기뻐하셨습니다. 만성 추간판 탈출로 유착된 부위를 박리하고 소통시켜줌으로써 신경의 압박을 풀어주고 혈행을 좋게 해주어 염증을 없애준 것입니다.

침도 박리를 통하여 만성의 오래된 문제를 근본적으로 해결하고, 몸의 자생력을 키워줍니다. 그럼으로써 현재의 불편함은 해소하고, 척추의 건강성을 회복하여 앞으로의 재발을 방지할 수 있는 것이 침도 시술의 장점입니다.

원리 침도는 근육과 인대, 건 등의 연부조직을 직접 치료하는 한의학의 새로운 외과적 치료법입니다. 예리한 침 끝을 둥글게 만든 원리침을 이용해 유착, 비후된 조직을 직접 박리하고 소통시켜줌으로써 신경 압박과 자극을 없애 통증을 감소시키는 방법입니다. 시술시간은 10여 분 정도로 짧은 편이며, 1~2회의 적은 횟수로 만족할 만한 효과를 얻으실 수 있습니다. 척추 · 관절 통증을 비롯한 만성 퇴행성 질환으로 고통 받고 계신 분들에게 원리 침도 요법을 권해드립니다.

골프로 오는 척추관절의 퇴행성 질환

41세 남성 환자가 골프를 칠 때 허리 중앙 양 골반 통증이 있다고 하며 굴곡 시 허리띠 뒤의 중앙 양쪽 아랫부분이 구부리면 아프고 오랫동안 누워서 TV를 보거나 하면 바로 일어서지 못하고 허리를 펴기 힘들다고 했다. 허리 MRI 상에 심하진 않지만 골프를 하는 자세를 해야 하니 환자들은 무척 괴롭다. 그 이유는 척추소관절facet joint의 인대가 다쳐서 관절염 상태가 된 것이다. 이런 환자는 인대와 관절에 병이 온 것이지 디스크의 문제가 아니다.

또한, 자세가 문제인데 골프는 사업상 중요하니 해야 되고 평상시 자세가 매우 중요하다. 누워서 TV 시청과 독서를 하지 말고 앉아서 하며, 잠을 잘 때는 완전히 누워서 자야 한다. 술좌석에 1~2시간 이상 자리하지 말고 아침에 20~30분 가벼운 조깅을 하고 허리에 베개를 대고 허리를 신전시켜주면 다친 소관절에 혈액이 흘러서 관절을 치유하게 해준다. 등산로를 걷다 보면 아침 운동하는 곳에 큰 고무 타이어를 놓은 곳이 보인다. 이런 곳에 환자가 허리를 역으로 누워있으면 허리가 시원해진다. 이런 상태도 역시 180도까지만 허리 들어 올리기 운동을 하면 허리 관절이 튼튼해질 수 있다. 그리고 골프를 즐기기를 권한다.

직장인 월요 요통, 아침에 허리가 펴지지 않으며 아플 때

몸이 일주일 내내 최선을 다해 살다 보면 온몸에 기운이 없어 주말에 하루 종일 누워서 자고 책보고 텔레비전을 시청하게 된다. 그리고 월요일이 되어 아침에 출근하려고 하면 허리가 펴지질 않고 두 손으로 무릎에 잡고 일어나야 하는 월요 요통을 겪게 된다. 어떻게 일어나서도 허리가 곧게 펴지지 않는다.

이런 경우에는 대개 허리병을 앓은 경험이 있고 오랜 시간 통증이 반복된 경우이다. 허리 근육이 수축과 이완이 잘되지 않아서 척추와 척추관절 사이에 염증이 발생되고 기능이 약해져 허리 근육이 쭉 펴지지 않는 것이다. 이런 경우는 당황하지 말고 엎드린 자세에서 척추 중앙의 양방 1.5cm~3cm 사이를 발꿈치로 서서히 밟아 허리를 펴준다. 그러고 나서 일어서서 양쪽 옆구리 운동을 하여 관절 주변 근육을 풀어준다. 그러면 통증도 사라지고 허리도 펴질 것이다.

그렇게 하지 않은 상태로 출근하여 일을 하면 허리 관절이 삐끗하여 2차적인 병으로 진행될 수 있다. 이런 환자는 틈틈이 허리 근육을 풀어주어야 한다. 중국에서는 노동자들도 저녁에 허리 마사지 받기를 좋아한다. 환자가 엎드린 자세로 척추 3cm 내에서 등을 밟아주면 하루 종일 굳어진 근육이 풀어주면서 피로가 빨리 회복되고 근육이 회복되면 통증이 가라앉는다. 집에서 누워서 허리 밑에 베개를 두고 허리를 펴면 굳어진 근육이 이완되어 풀어지는 효과가 있다. 산에 가면 고무 타이어를 땅에 묻어서 'C'자형으로 만들며 운동을 하게 하는 것과 같은 이치이다.

직장인 허리디스크
탈출증

취업 · 직장생활 · 승진에 누구나 눈이 번쩍 뜨
이는 시대. 실력과 의욕을 갖춰도 몸과 건강
이 따라주지 않으면 말짱 도루묵이다. 특히 허리에 이상
이 생기면 거동이 불편해진다. 앉아있는 시간은 점점 많
아진다. 직장에서 업무 수행력이 떨어지는 대상으로 인
식돼 승진도 누락되기 쉽다. 그러나 급한 마음에 허리 수
술을 하면 도리어 회복 시간이 더 걸릴 뿐만 아니라 재발
위험성도 높아진다. 원활한 직장생활을 위해 서울원광한방병원에서 이건목 원
장이 개발한 비수술적 요법인 침도 시술을 받고 허리디스크(추간판)탈출증을 회
복한 직장인 세 명을 새해 벽두 만났다.

사례 1

분당에 자리한 영상 관련 IT업체 대표인 박종민(44)씨는 현장형 CEO다. 앉
아있는 시간도 많고, 현장에선 무거운 물건을 들 때도 잦았다. 4년 전 강남의
한 병원에서 허리디스크 수술을 받고 무난하게 지내왔으나 결국 지난해 추석
무렵 사고가 터졌다. 그는 "고향인 광양까지 8시간을 운전한 데다, 대구에서
한 홍보관 디스플레이 작업에 매달려 열흘간 밤샘 작업을 했다. 그 때 무리를
했다"고 밝혔다.

오른쪽 다리 뒤쪽부터 허벅지와 엉덩이까지 바늘로 콕콕 쑤시는 통증이 찾
아들었다. 10m도 걷기 힘들게 됐고, 뭔가를 붙잡지 않으면 아침에 양치할 수
도 없었다. 앉아있거나 누워있어야만 통증이 조금 덜해졌다. 분당 한 병원에
선 다시 그에게 수술을 권유했다. 선뜻 수술을 할 수 없었다. 4년 전 수술을 해

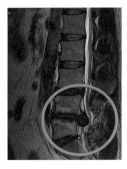

환자의 MRI 사진
원 안에 요추 4·5번 디스크가 터져
흘러나온 것이 확연히 보인다.

보니 정상적인 활동을 하는데 3개월이나 걸렸다. 사업을 하는 입장에선 너무 긴 기간이었다. 게다가 허리가 오른쪽으로 휘면서 몸 전체가 'C'자로 보였다. 그는 로터리클럽 모임에서 지인의 소개로 이건목 원장의 침도를 알게 됐다.

MRI 촬영 결과 요추 4·5번 디스크가 터져있었다. 이 원장은 "이 정도로 심하게 터지기도 어렵다. 두세 차례 침도를 해보자"고 권유했다. 박씨는 침도 후 2박3일이면 집에 갈 수 있다는 점이 가장 마음에 들었다.

지난해 11월 22일, 12월 6일 두 차례 시술을 받은 그는 "신경이 눌리는 것도 없고 다리에 힘이 들어온다. 통증이 없어져 운동을 하게 되면 휜 허리가 반듯해질 수 있을 거란 기대를 가지게 된다"면서 "수술을 기피하다가 치료 시기를 놓치는 것도 문제다. 침도 같은 방법이 있다면 그걸 써야 한다"고 말했다.

사례 2

서울원광한방병원 입원실에서 김정래(38)씨는 고개를 절래절래 흔들었다. 환자복 차림이지만 사실 그는 판교에 자리한 한 유명 자동차 부품회사 연구원이다. 그가 왼쪽 고관절쪽에 통증을 느끼기 시작한 시점은 지난해 7월.

김씨는 고관절 염증이라고 생각하고 한 병원에서 X-레이를 찍었으나 고관절에 문제가 없다는 진단을 받았다. 한 달을 기다려봤지만 걸을 때 절뚝거림이 심해졌고 왼쪽 다리가 누웠을 때 위로 30도만 올라갔다. 요추 3·4번 디스크가 살짝 터진 결과였다. 분당의 한 병원에서 물리치료도 받고, 스테로이드 주사도 맞았지만 아무 효과도 없었다.

그는 "평소 내가 앉아있는 자세가 아주 좋지 않았다. 컴퓨터 좌판을 칠 땐 어깨를 잔뜩 구부렸고, 의자에 엉덩이를 걸치고 뒤로 젖혀 앉아있을 때도 많았다"면서 "관절과 관절 사이에 신경이 꽉 낀 듯한 고통이었다. 다행히 운동을 안 해서 디스크 탈출 초기에 통증이 왔다"고 말했다.

지난달부터 한 달 반의 병가를 얻은 김씨는 보름 동안 병원을 알아보고 침도를 선택했다. 12월 26일 첫 침도로 엉덩이 통증이 80% 정도 잡혔다. 누워있을 때 다리도 90도 올라가고 걸을 때도 자연스러워졌다.

그는 "여기 오기 전까진 침도를 반신반의했다. 허리가 아픈 직장인이라면 특히 추천한다"면서 "모두 자업자득이다. 허리는 괜찮을 때 지켜야 한다는 말을 새겨들었으면 한다"고 전했다.

사례 3

경기도 안산에 거주하는 이은용(47)씨는 무릎·허리·목이 모두 고장났다. 페인트공으로 현장일을 많이 하기 때문이다.

그는 2년 전 이 원장에게 무릎 침도를 받은 경험자다. 대장암 수술을 받은 후 운동을 하다가 오른쪽 십자인대가 파열됐지만 두 번의 침도로 약 90%까지 회복됐다. 생각지도 않았던 목에 문제가 생긴 시점은 지난해 10월 중순. 일감이 몰려드는 가을이라 쉬지도 못하고 무리한 게 화근이었다. 어깨로부터 등·겨드랑이 쪽으로 통증이 살살 내려오기 시작했다.

병원에선 경추 2~7번이 모두 나쁘나 4~6번은 특히 나쁘기 때문에 수술을 받아야 한다는 진단을 내놓았다. 그 중 최소 2개는 디스크를 제거하고 인공 디스크를 삽입해야 한다는 것이었다. 수술도 싫었지만 인공 디스크 2개를 삽입하려면 약 1000만원이 들었다. 참 난감한 일이었다.

문뜩 2년 전의 침도를 떠올린 그는 서울원광한방병원으로 달려갔다. 첫번째 목 침도에서 통증의 절반 가량이 사라졌다. 신기하게도 목 통증이 사라지니까 약간의 무릎 통증이 살아났다. 허리와 무릎 침도로 통증을 잡고나니 이번엔 목 통증이 왔다. 지난 3일 목 침도로 통증이 85% 정도 없어졌다.

이씨는 "경험해보니 침도 한 번으로 100% 고치는 건 아니다. 두세 번쯤 해야 완전히 좋아지는 것 같다"면서 "무릎과 허리는 2년이 흐르는 동안 나빠지지 않았다. 침도가 회복 기간이 짧고 후유증이 없다는 기술이라는 건 확실하다"고 말했다.

사람의 모든 인내력을 무너뜨리는 증상이 바로 급성디스크다. 뽑아야 할 사랑니가 욱신거려도 견딜 수 있는 데까지 견디는 것이 환자들의 속성이지만 급성디스크 앞에선 장사가 없다. 무리하게 일을 하는 30·40대들이 가장 경계해야 할 대상이기도 하다. SNS상에서도 급성디스크는 화제의 대상이다. 한 트위터 이용자는 '귀국 2일 전에 급성으로 디스크가 터져서 귀국한 다음날에 바로 수술했다. 왼쪽다리에 마비가 와서 잘 걷지도 못한 데다 말할 수 없는 통증에 고생 좀 했다'고 경험담을 적고 있다. 수술 밖에 방법이 없다고 생각하는 급성디스크 환자들은 원리침 시술에 눈을 돌려볼 만하다. 원리침도에서 진화한 원리침은 침 끝이 완전히 둥글어서 병변 부위의 연부 조직을 송해(풀어헤친다)하며 치료해 기존의 원리침도보다 안전성이 높아졌다. 최근 원리침 시술을 받고 가볍게 일상으로 돌아간 급성디스크 환자들을 만났다.

사례 1

한 NGO에서 국제교류 업무를 맡은 정은미(27)씨는 지난해 5월부터 아프리카 중부 짐바브웨의 수도 하라레에서 마을 곳곳을 다니며 교육 관련 봉사활동을 했다. 자신이 꿈꾸던 일을 하게 돼 몸을 아끼지 않았던 탓인지 어느 순간부터 허리에 통증을 느끼기 시작했다. 평소 요가·스트레칭으로 몸을 가꾸었고 다리 일자 찢기도 유연하게 했던 그는 그 때부터 골반과 몸이 비뚤어진 것 같다는 생각을 했다.

아프리카는 그의 삶에 깊숙이 들어왔다. 지난 2007년부터 2008년까지는 나

일강이 시작되는 아프리카의 우간다를 경험했다. 사파리 · 숲 · 초원 · 나일강 등 다양한 우간다의 환경이 그를 매료시켰다. 지난해 짐바브웨의 생활도 만족스러웠지만 허리 상태가 악화됐다. 정씨는 "(아픈 허리와 관련해) 아프리카에서 특별한 사건은 없었다. 하지만 아프리카에서 산다는 것 자체가 몸에 스트레스를 준 것 같다"고 말했다.

지난해 11월말부터 차를 타고 내릴 때 왼쪽 다리가 무척 아팠다. 손으로 허리를 부여잡고 참기를 거듭한 그는 누워서 마냥 쉬어야 하는 처지가 됐다. 짐바브웨의 가장 좋은 병원에서 엑스레이를 찍어봤지만 아무 이상 없다는 진단을 받고 약과 주사 처방만 받았다. 정씨는 지난해 12월 25일 귀국하자마자 다음 날 한 정형외과를 방문해 엑스레이를 촬영했다. 그 병원은 디스크 증세를 지적하면서도 약 처방과 물리치료만 처방했다. 틀어진 골반만 잡는 전문병원에서 6번을 치료받았지만 별 효과가 없었다.

결국 정씨가 지인의 소개로 찾은 대안은 원리침 시술이었다. MRI 결과 허리 4 · 5번에서 터진 디스크가 많이 흘러나와 있었다. 지난 14일 1차 원리침 시술 직후 몸이 가벼워졌지만 다리 당김은 다소 남았다. 정씨는 기력이 없어서 밥먹고 눕고 자기만 했다. 지난 18일 2차 원리침 시술 직후에는 컨디션이 좋아 앉아있고, 다음날부터 편하게 걸을 수 있었다.

정씨는 "그 전에는 약을 안 먹으면 움직이질 못했다. 누워서 다리만 주물렀다"면서 "짧은 시간에 두 번의 시술로 내 몸이 고쳐지다니 신기하다. 원리침 덕분에 3월에 다시 짐바브웨로 떠날 수 있을 것 같다"고 말했다.

　서울 영등포동에 사는 박애경(44)씨는 5년 전 교통사고를 당해 그래픽 디자이너 일을 그만두고 전업주부로 생활했다. 교통사고 후 한방병원에서 치료를 받았지만 허리가 아프다가 괜찮기를 반복했다. 그는 지난해 한 병원에서 꼬리뼈성형술을 받았는데 그 고통은 "아기를 낳는 것의 10배"만큼 컸다.

　지난해 12월 KTX를 탔다가 넘어지면서 허리가 삐끗한 사건이 있었다. 그 후 허리가 너무 아파 똑바로 눕지 못했고, 통증 때문에 하루 2~3시간 밖에 잘 수 없었다. 진통제를 먹어야 겨우 잠이 왔다. 허리 뿐만 아니라 다리가 다 당겼다. 고관절도 너무 아팠다.

　서울의 한 대형병원은 지난달 2일 MRI를 찍은 후 그에게 허리 4·5번 디스크 탈출이라고 진단하고 수술을 권했다. 수술에 두려움을 가진 박씨는 다음날 그 대형병원을 벗어나 원리침 시술을 받았다. 원리침 시술이 끝나자마자 그에게 큰 변화가 나타났다. 박씨는 "원래 똑바로 눕지도 못하고 왼쪽 다리를 바닥에서 5cm도 들지 못했는데 시술 베드에서 곧바로 90도로 들어올렸다. 허리를 굽혔더니 바닥에 손끝이 닿았다"면서 "계단도 못내려갔는데 나도 모르게 계단을 내려가 스스로 놀랐다"고 밝혔다.

　통증이 50% 이상 감소한 그는 자신에게 일어난 일을 믿기 어려워 다시 그 대형병원을 찾았다. 수술을 권했던 의사는 MRI를 보며 "디스크가 자연스럽게 흡수됐다. 나 같은 사람은 이제 없어져야겠다"고 원리침 시술의 효과를 인정해 버렸다. 현재 박씨는 하루 7~8시간씩 돌아다닌다. 고관절 통증은 완전히 없었졌고, 통증은 허리에 조금 남아있다. 한 번 더 원리침 시술을 받겠다는 그는 "이 정도 통증만 있으면 살만하다. 똑바로 누워잔다는 것 하나만으로도 감사하며 살아야 한다"고 전했다.

사례 3

경기도 화성에서 철구조물 제작 자영업을 하는 김정석(44)씨는 지난달 13일 공장에서 철판을 들다가 허리가 삐끗했다. 그 후로 오른쪽 다리가 24시간 당기면서 인내의 한계를 넘을 정도로 통증에 시달렸다. 허리 4 · 5번 디스크 탈출이었다.

김씨는 처음 허리가 아팠던 시점을 군 제대 후로 기억한다. 2~3년 주기로 한 번씩 정기적으로 아팠고, 그럴 때마다 일주일 동안 대소변을 보지 못할 정도로 어정쩡한 자세로 살았다. 일어나지도, 누워있지도 못했다. 보름 정도 물리치료를 받아야 풀리곤 했다. 그런 삶의 반복이었다.

허리가 삐끗해도 생활하는데 큰 지장은 없는데 지난해부터 오른쪽 다리 전체에 마비된 것처럼 당기는 증세가 왔다. 발가락에 감각이 전혀 없었다. 절뚝절뚝 걸을 때마다 허리에 결림 증상이 느껴졌다. 그러다 지난달 13일 허리를 삐끗하면서 디스크가 완전히 터졌다. 김씨의 증세는 어느 병원에 가도 당장 수술해야 하는 위급한 상황이었다.

아내가 소개해주어 원리침 시술을 받기 직전까지만 해도 김씨는 큰 기대 없이 그냥 침 맞는 정도로 여겼다. 15일 원리침 시술 후 통증이 다소 완화되긴 했지만 큰 차도가 없어 보였다. 그는 허리디스크를 수술하지 않고 고친다는 원리침에 대해 의심을 가졌다. 그런데 사흘 째 되던 날 이상한 일이 벌어졌다. 김씨는 "아침에 눈을 떴는데 오른쪽 다리가 약간 결리는 것 외에는 아주 멀쩡해졌다. 밤에 잠도 잘 잤다"면서 "아침부터 확실히 내 몸이 달라졌다는 걸 느꼈다. 사실 허리디스크를 수술하지 않고 고친다는 걸 믿지 않았는데 이렇게 낫고 보니, 얼마나 다행스러운 일인지 모르겠다"고 밝혔다.

[전문가 Q&A]

Q. 급성디스크는 원리침으로 어떻게 고칠 수 있나요?

A. 원리침 시술은 디스크나 척추뼈를 제거하지 않고 주변 연부조직을 치료해 신경이 디스크의 압박에서 피할 수 있도록 도와줍니다. 또한 공간을 만들어줌으로써 디스크가 터지면서 발생한 부종 염증들이 빨리 가라앉을 수 있는 환경을 만들어줍니다.

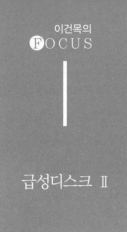

정상인도 일정한 나이가 되면 척추 뼈와 주변 근육·인대 등의 퇴행성 변화가 나타나서 허리가 약해지기 쉽습니다. 가벼운 물건일 뿐인데도 물건을 들다가 주저앉게 되는 경우처럼 잠깐 삐끗했는데 디스크가 터져 엄청난 고통을 느끼는 분들이 있습니다.

물건을 들다가 삐끗했다는 나OO 씨도 그런 환자였습니다. 갑자기 찾아온 극심한 통증으로 처음 병원에 왔을 때는 앉아있을 수도 서 있을 수도 없어서 대기하면서도 진료를 받으면서도 계속 누워있을 수 밖에 없는 상태였습니다. 거동이 전혀 불가능했기에 응급으로 원리침도시술을 하였습니다. 나씨는 일주일간격으로 한 달 동안 총 4번의 원리침도시술을 받았습니다.

1차 시술을 받고 나서 다리 저림과 통증이 줄었지만 오래 서 있기는 힘들다고 하였습니다. 2차 시술을 받고나서는 서 있는 게 수월해져서 서서 일을 할 수 있게 되었다고 했습니다. 3·4차를 지나면서 점점 증상이 호전되어 다리 통증이 완전히 없어졌고 허리를 구부릴 때만 허리에 살짝 통증이 온다고 합니다. 나씨는 원리침도요법을 받으면서 완전히 터져 나온 디스크 통증이 한 달 안에 사라지게 됐습니다.

MRI 촬영을 했는데 디스크가 터져서 흘러나왔다는 얘기를 듣는다면 환자도 겁이 날 것이고, 환자에게 수술을 권유하는 의사도 있을 것입니다. 하지만 시급하게 수술을 서둘러야 할 경우는 없습니다. 디스크는 시간이 경과함에 따라 흡수되고 염증 반응이 줄어드는 질병이기 때문에 환자의 대부분이 침치료나 물리치료 운동요법 등을 하면서 호전이 됩니다. 사람마다 호전되는 시기가 다르지만 보통 3~6개월이 지나면 견디기 힘든 통증은 사라지게 됩니다.

다만 급성으로 디스크가 터졌을 때는 튀어나온 디스크가 신경을 계속 압박하기 때문에 나씨처럼 허리 통증뿐만 아니라 다리로 오는 통증을 견디기 힘든 분들이 있습니다. 이런 분들은 통증으로 일상생활을 하기 힘들 뿐만 아니라 방치하다가 만성디스크로 진행하는 경우도 있습니다.

나씨가 받은 '원리침도요법'은 특수 제작된 원리침을 사용해 근육·근막·인대 등 연부조직의 유착을 해소해주는 한의학적 치료법입니다. 원리침도요법은 디스크가 터져 나왔을 때 터져나온 디스크가 잘 흡수될 수 있는 환경과 공간을 만들어줘 다른 보존적 치료에 비해 빠른 효과를 볼 수 있습니다. 또 일시적인 통증 억제가 아니기 때문에 시간이 지나면서 점점 호전되는 것을 느낄 수 있습니다. 또 수술과 달리 흉터가 생기지 않는 최소 침습적 치료법으로 부작용이 없고, 10분 내외로 시술 시간이 짧고 시술 후 하루 이틀만에 일상 생활을 할 수 있다는 것이 장점입니다.

급성으로 디스크가 터져 고생하시는 분들, 주사를 계속 맞았는데도 여전히 아프신 분들, 수술을 앞두고 망설여지시는 분들에게 원리침도요법을 권해드립니다.

고관절 질환

2013년 6월 말 걸레질을 하다가 갑자기 통증이 발생하여 좌측 고관절 통증, 좌측 서혜부 통증과 당김, 옆으로 누우면 왼쪽 하지 외측면이 당겨서 움직이지 못하고 걸을 때 절뚝거린 환자가 있었다. 정형외과에서 물리치료를 받았으나 효과가 없었다. MRI를 살펴보았더니 고관절 유출effusion이 있어 7월 25일 고관절 원리침도를 시행하였다. 다음 날 움직임 모두 가능해지고 통증이 소실되었다.

여성의 경우 큰 이유 없이 고관절염이 중년에 많이 온다. 그 이유는 여성의 골반이 아이를 가지기 좋게 남자보다 좀 더 옆으로 넓은 형태이기 때문이다. 그래서 여성의 경우 고관절이 멀리서 들어오게 되어 일명 Q각이 커지며 이로 인하여 다리의 회전이나 무릎의 변형(O다리 또는 X다리) 등이 더 잘 생기게 된다.

특히 하키, 골프, 축구, 발레와 같은 엉덩이 회전을 많이 하는 스포츠 선수들에게 퇴행성 고관절염이 많이 발생하며 관절에 직접 외상없이 중년 여성에게서 흔히 보인다. 아주 심한 경우는 수술을 하여야 하지만 보존적 치료로 효과가 없는 경우 원리침도로 관절강 주변을 치료하면 매우 만족스러운 효과가 있다.

슬관절 질환

무릎의 대표적인 질환은 슬개골연골연화증, 반월상연골파열, 퇴행성 관절염이 있다. 이런 경우에도 침도 또는 원리침도를 사용하여 효과를 많이 볼 수 있다. 특히 슬개골연골연화증은 슬개골과 그 안쪽에 연골이 다친 후 퇴행성 염증으로 변하는 것인데 이 경우는 슬개골까지 골감압침도로 치료하면 매우 효과적이다. 반월상연골파열과 퇴행성 관절염도 모두 슬개골의 위치가 X-ray상 변화가 있는 것이 많이 보인다. 이것은 바로 슬개골 주위 인대들이 대퇴골과 경골 사이에 관절의 비틀림 현상이 생긴 후 연속적으로 상호 당김이 심하여 유착이 일어나 혈액순환이 되질 않기 때문이다.

원리침도로 치료를 하면 관절 속에 혈액염이 소실되고 새 혈관이 형성되어 우리 혈액 중에 상처 난 세포를 재생시키는 줄기세포가 상처 깊숙이 들어가서 상처 부위를 재생시켜준다. 흔히 연골세포는 손상되면 회복되지 않는다고 알려졌다. 하지만 최근 내시경을 통해 손상된 연골 세포가 재생된다는 것이 밝혀지고 있다.

우리 혈관에는 가장 많은 줄기세포가 존재한다. 슬관절에 상처가 나면 염증 물질이 분비되어 줄기세포가 혈액순환 장애를 받는다. 슬관절 질환은 관절의 비틀림, 또는 하루 종일 힘들게 서 있거나 노동을 통하여 손상된 연골 및 주변 조직이 쉴 시간이 없이 사용되어 계속 마모된 결과다. 이런 경우 원리침도와 골감압침도로 치료하면 대개의 경우 1~2개월 후 증상이 많이 호전된다.

반월성연골

어느 자동차 회사에서 일하시는 분이 무릎을 너무 많이 써서 양 무릎의 반월성연골이 찢어지게 되었다. 양 무릎이 많이 부어서 4월에 1차 시술을 하고, 7월에 2차 시술 후 10월에 완전히 회복되어 직장복귀 진단서를 떼러 오셨다. 시술 후 무릎 물리치료를 받으러 다니는데 그곳 담당자가 어떻게 치료하였느냐고 묻더란다. 젓가락 같은 기구로 시술하였다고 본대로 전하니 도대체 이해하지 못하겠다고 하면서 연골이 다치면 인공관절을 넣어야지 하면서 갸우뚱하더란다.

고장 나면 교체하는 것이 맞는듯하지만 수술해서 넣은 인공관절의 수명이 다하면 어떻게 되겠는가. 그때는 또 어떻게 해야 하나. 시간이 들더라도 자신의 혈액 줄기세포로 치유하는 것이 바람직하다. 시간을 주자. 자신의 몸에 말이다.

무릎의 "딱딱" 소리, 추벽증후군 치료

무릎을 굽히고 펼 때 '딱딱' 소리가 나면서 통증이 느껴진다거나, 걸을 때 무릎이 불안정한 것 같다거나, 무언가 불편해서 병원에 갔는데 특별한 원인이 나타나지도 않는다면 '추벽증후군'을 의심해볼 수 있다. 추벽증후군은 생소한 말이지만 대한민국 국민의 3명 중 1명 정도는 발생할 가능성이 있을 만큼 흔한 질병이다.

무릎 안에는 부드럽고 얇은 막인 활액막이 있다. 이 활액막이 5~6개의 주머니로 나누어져 있다가 태어나기 전에 보통은 하나로 합쳐지게 된다. 이때 완전히 합쳐지지 못하고 남아있는 주머니들을 '추벽'이라고 한다. 추벽은 태어나서 6개월 안에 사라지는 게 정상인데 그렇지 못하고 성인이 될 때까지 남아있어서 문제를 일으키는 경우를 추벽증후군이라고 한다.

성인이 되어서도 추벽이 남아있는 사람 중 주로 운동을 과하게 한 젊은이나 쪼그려 앉는 주부층에서 추벽으로 인한 통증을 느끼게 됩니다. 평지를 걸을 때는 증상이 없다가 무릎을 구부렸다 펴는 운동, 계단 오를 때, 등산, 자전거 타기, 쪼그려 앉아 걸레질할 때 무릎의 통증을 호소하게 된다.

무릎을 많이 쓰면 추벽이 붓고 두꺼워지면서 무릎 관절 연골과 반복적인 충돌을 일으키기 때문이다. 추벽이 무릎 관절과 부딪히면 연골이 닳게 되어 상처가 난다. 그래서 추벽증후군을 그대로 두면, 퇴행성 관절염으로 진행될 수 있다. 추벽증후군의 원인은 선천적이기 때문에 예방은 어려우며 무릎을 무리하지 않는 범위로 사용하는 것이 가장 중요하다.

이미 추벽이 딱딱하고 두꺼워져 문제를 일으키고 있다고 판단되면 조기에 치료하는 게 중요하다. 그대로 두면 관절염을 일으켜 나중에 더 큰 문제가 될 수 있기 때문이다. 퇴행성 관절염은 계단을 내려갈 때 아프고 추벽증후군은 올라갈 때도 아프고 소리가 납니다.

45세 남성 김00 씨는 운동을 좋아해서 주말마다 등산도 다니고 축구도 열심히 했다고 한다. 어느 날부터인가 무릎 안쪽이 불안정하면서 아프고 뚝뚝 소리가 나서 병원에 갔더니 MRI에는 큰 이상이 없다고 물리치료를 하면서 지켜보자고 했다. 다른 병원에 갔더니 반월 연골이 손상된 것 같다고 하고, 또 다른 병원에 갔더니 '연골연화증'이라 하고, 또 어떤 병원은 추벽증후군이라고 했다. 추벽이 계속 문제를 일으키니 수술을 하자고 해서 두려운 마음이 들어 이 병원, 저 병원 계속 다녔다고 했다.

추벽증후군은 원리침도로 시술하면 관절의 손상 없이 매우 쉽게 치료되고 시술 한 날 바로 움직일 수 있다. 시술 2일 후 바로 직장생활이 가능하다. 특히 슬개 상부, 내측 하부 추벽을 한 번에 치료할 수 있다는 장점이 있다. 시술 후 1~2개월 안에 점차 좋아진다.

연골연화증

무릎에는 관절의 충격을 완화시키는 관절연골이 있다. 이 연골은 질긴 고무조직처럼 되어있어 관절 운동을 할 때 충격을 완화하는 작용을 한다. 그러나 연골이 급작스러운 충격과 주변 인대의 섬유화에 의해 연골의 손상이 일어나면 연골이 관절 운동할 때 골단부를 보호하는 기능을 하지 못해서 관절 내에서 뼈와 뼈가 직접 서로 마찰하여 통증을 일으킨다.

흔히 슬개골 뒤가 둔한 통증이 있게 되고 이때의 통증은 계단을 오르

내릴 때 또는 한 자세로 오래 앉아있을 때 더욱 심해진다. 무릎관절이 어느 각도 이상 구부리지도 펴지도 못하는 경우도 있고 갑자기 구부러지기도 한다.

이런 경우 보통 소염진통제를 쓰면서 치료를 하는 경우가 대부분이다. 이런 보존적 치료로도 호전되지 않으면 손상 연골을 제거하고 슬개골과 무릎의 정렬을 교정해주는 치료를 해줘야 한다. 이유는 이 병은 외상 또는 외상 후 무릎과 슬개골의 정렬이 틀어지면서 오는 경우가 대부분이기 때문이다.

원리침도로 슬개골 주변의 강한 인대를 풀어주고 연골과 뼈에 병이 들었기에 골감압침으로 뼈를 치료하면 틀어진 슬개골이 자기 자리를 잡고 연골 손상이 회복되면서 통증이 사라지고 좋아진다. 일반적으로 1~2회면 효과를 볼 수 있지만 더욱 효과를 보기 위해 3회 시술하는 경우도 있다. 즉, 원리침도로 슬개골 각도가 정상이 되게 하고 옆의 인대가 방해하지 못하게 하면 다친 연골은 재생을 시작한다. 대략 시술 후 1~2개월 사이로 호전을 보인다. 이전에 침 같은 소침도로 하는 경우는 횟수도 오래 걸리고 회복력도 떨어졌다. 원리침도는 이를 극복하였다.

부천에 사는 50대 남성은 골프를 칠 때 무릎 통증을 호소하여 무릎에 원리침도와 골감압침을 사용하여 치료하였더니 2회 시술 후 골프를 할 수 있게 되었다며 기뻐했다.

영양 섭취에 비해 운동은 부족 한 현대인들은 점점 비만해지고 있습니다. 그에 따라 체중을 지탱하는 무릎에 무리가 많이 갑니다. 요즘처럼 날씨가 추운 겨울에는 근육이 긴장해 무릎이 더 많은 부담을 받게 됩니다. 무릎 퇴행성 관절염은 65세 이상 노인인구 10명중 8명이 앓고 있는 대표적인 퇴행성 관절 질환입니다. 하지만 나이가 들면 당연히 생기는 것으로 여겨 치료를 소홀히 하는 경우가 많습니다.

노년기에 아프지 않고, 건강한 삶을 살기 위해서는 퇴행성 관절염 치료에 주의를 기울여야 합니다. 또한 최근 다양한 스포츠 활동을 즐기는 인구가 증가하면서 젊은층에서도 퇴행성 관절염을 앓는 환자가 증가하고 있는 형편입니다.

무릎 관절의 뼈와 뼈 사이에는 물렁뼈 즉, 연골이 있습니다. 연골은 말랑말랑해서 무릎에 가해지는 충격을 흡수하는 역할을 합니다. 그러나 무릎을 많이 사용하거나 나이가 들게 되면 연골이 닳게 되고, 동시에 무릎 관절과 인대에 염증이 생기면서 퇴행성 관절염이 발생합니다. 연골이 닳으면서 뼈와 뼈가 서로 맞부딪치게 되고 이것이 반복되면 뼈 가장자리에 뾰족하게 골극이 자라기도 합니다.

퇴행성 관절염 환자들은 주로 무릎 관절이 붓거나 뻣뻣한 느낌이 든다고 호소합니다. 또한 무릎을 만졌을 때 화끈거리는 느낌이 들거나, 밤에 더 많이 아프기도 합니다. 심해지면 무릎관절에 변형이 와서 'O자' 다리로 변합니다. 걸음걸이도 절뚝이게 되고, 1~2층의 계단을 오르내리는 것조차 고통스럽습니다. 그렇기 때문에 증상이 심해지기 전에 미리 치료하는 것이 중요합니다.

서울 원광 한방병원을 방문한 62세 여자 김OO 씨는 40대 때부터 양쪽 무릎 통증이 심했습니다. 물리치료도 받고 주사도 맞고 부어있는 부분의 물을 빼는 치료도 받아 보았지만 효과가 없었습니다. 본인 스스로 회복하기 위하여 등산 · 테니스 · 탁구 · 에어로빅 등 여러 가지 운동도 해보았지만 무리하게 운동을 한 것이 오히려 증상을 악화시켰습니다. 결국 작년 10월 우측 무릎에 관절경 수술을 받았습니다. 수술 직후엔 통증이 덜했으나 다시 악화됐고 상대적으로 덜했던 왼쪽 무릎도 더 아프게 됐습니다. 자리에서 일어설 때 통증 때문에 고양이 자세를 취한 후에야 일어설 수 있었고 앉을 때도 무릎에 힘주기가 어려워 털썩 주저앉았습니다. 12월 13일, 15일 2회에 걸쳐 양쪽 무릎에 침도 시술을 받고 나서는 뻣뻣했던 무릎이 부드러워져 구부리고 펴는 동작이 한결 수월해졌습니다. 앉았다 일어설 때 통증이 줄어들었고 회복 기간도 훨씬 빨랐습니다. 관절경 수술을 했을 땐 회복 기간만 한 달이었는데 침도 시술 후에는 사흘만에 평상시 걸음을 했습니다. 후유증이나 통증 면에서 훨씬 경과가 좋았습니다.

원리침도요법은 무릎 주위의 유착된 인대를 박리시키고 혈액순환을 개선해 연골로 영양공급이 잘 될 수 있도록 도와줍니다. 닳아 없어진 연골이 완전히 재생될 수는 없지만 적극적인 인대치료는 무릎 관절의 압력을 해소해 통증을 경감시키고 무릎을 구부리고 펴는 것을 편하게 해줍니다. 침도요법은 10분 정도의 짧은 시간과 1~2회의 시술로 효과를 볼 수 있는 비수술적인 치료법입니다. 연세가 많거나, 지병이 있어 수술에 대한 부담이 크신 분들에게 침도 요법은 효과적인 해결책이 될 것입니다. 마지막으로 무릎의 퇴행성 관절염은 치료도 중요하지만 하체의 근력을 키워 더 이상 악화되지 않도록 운동을 하는 것이 필요합니다. 무릎 관절에 무리가 가지 않는 운동이 좋은데 통증을 느끼지 않는 범위 내에서 천천히 걷기, 의자에 앉아 다리 구부렸다 펴기 등이 있습니다.

I

무릎 관절염에 좋은
원리침 시술

날씨가 추워지면 여기저기 아프다는 분들이 늘어납니다. 특히 요즘같이 기온이 뚝 떨어지면 무릎이 아파서 걷기 힘들어하는 분들을 많이 보게 됩니다. 날씨와 관절염은 어떤 관계가 있을까요?

무릎 관절이 원활하게 움직이는 데는 무릎 뼈뿐만 아니라 연골 · 무릎 주위 근육 등과 같은 연부 조직의 역할들이 중요합니다. 추운 날씨에는 혈액순환이 원활하게 되지 않고, 무릎 주변 연부조직들이 수축해 관절의 유연성이 더 떨어지게 됩니다.

72세 하씨는 무릎관절염 환자였습니다. 걸을 때마다 무릎이 딱딱 마주치는 느낌이 들고 걸을 때마다 무릎 안쪽이 시리고 아파서 매우 고통스러웠습니다. 계단 오르내리기는 거의 할 수가 없었고, 5분 이상 걸어야 할 때는 무조건 차를 타고 다녔습니다. 이렇게 아픈지는 3년 정도 됐는데 남편 간병을 하느라 본인의 몸을 돌볼 여유가 없었다고 했습니다. 틈틈이 약을 먹고 물리치료를 받긴 했지만 적극적으로 치료하지는 못했습니다.

그러던 중 이번 겨울을 보내면서 통증이 더 심해졌습니다. 다행히도 남편의 상태가 호전돼 치료할 시간이 잠깐 생겼다며 원리침 시술을 받았습니다. 허씨는 시술을 받고 바로 벌떡 일어나서 걸을 수 있다는 사실에 매우 신기해했습니다. 통증이 조금 남긴 했지만 뒤뚱거리지 않고 몸이 기울어지지 않은 채로 걸을 수 있었습니다. 바로 움직임이 가능해 남편 간병에 지장이 없겠다며 안도했습니다.

하씨가 받은 원리침 시술은 원리침도에서 칼(刀)의 개념이 빠진 새로운 치료법입니다. 기존 침도(鍼刀)로는 침 끝에 칼이 달려있어 병변 부위 연부조직을 절개해 치료합니다. 반면에 원리침은 침 끝이 완전히 둥글어서 병변 부위의 연부조직을 송해(풀어헤친다) 하며 치료합니다. 절개에서 송해로 개념이 바뀌며 치료법도 발전하게 됐습니다.

침도(鍼刀)는 끝이 예리하기 때문에 뼈를 따라 들어가도 신경ㆍ혈관 손상의 위험성이 있어 매우 주의해야 했지만 원리침은 이러한 위험성이 없이 매우 안전합니다. 또한 원리침시술은 조직 손상을 최소화한 치료로 일상생활로의 복귀가 빠르게 이루어져 부담이 크지 않습니다. 기존 침도로 접근하기 힘들었던 척추 내 반흔과 신경유착 부위 등을 손상없이 치료할 수 있다는 데 큰 의의가 있습니다.

망가진 다리와
무릎 연골

허리와 다리는 직간접으로 연결돼 있다. 허리가 좋지 못하면 다리에 마비증세가 오고, 결국 못쓰게 된다. 특히 허리에 비해 얇으면서도 많은 하중을 받는 다리와 무릎 연골은 한 번 망가지면 회복이 어렵다. 환자의 고통을 지켜보다 못해 온 가족이 백방으로 방법을 찾아나서지만 마땅한 치료를 받지 못해 절망 속에 있는 경우가 많다. 한방의 침과 같은 모양이며 침 끝이 둥근 칼 기능을 하는 원리침도는 그 동안 수술로는 한계가 있던 다리와 무릎 연골 문제를 비교적 간단하게 해결한다. 몸에 칼을 대지않고 침으로 몸 속 관절·연골 등의 환부를 찾아들어가 치료하는 혁신적 방식이다. 원리침도로 새로운 희망을 보게 된 환자 세 명을 만났다.

사례 1

부산 남천동에 사는 주부이자 전직 간호사인 이현숙(52)씨는 2002년 무렵 직장생활을 그만두고 전업주부가 된 뒤로 허리가 급격히 아파졌다. 특히 왼쪽 다리를 거의 못쓰는 지경이 됐다. 눈물을 흘리며 아픔을 참는 것이 이씨가 할 수 있는 전부였다.

부산의 한 척추·관절병원에서 허리 쪽에 레이저수술을 받은 후 찾아온 듯 싶던 평화는 딱 4년만에 깨졌다. 친구의 지프차 앞자리에 탔다가 내릴 때 문턱에 발이 걸렸는데 그 날 밤부터 엄청난 통증이 찾아왔다. 견디다 못해 지난 2007년 부산의 한 병원에서 수술한 자리를 또 수술했다.

하지만 올 10월 왼쪽 다리가 철근처럼 무거워진 가운데 사건이 발생했다. 화장실을 가던 중 이씨의 왼쪽 다리가 주저앉으면서 바닥에 무릎을 꿇게 됐다. 온 다리가 멍 들었다. 이씨는 그 때까지 이런 모든 사건이 허리 때문에 벌어진 건지도 몰랐다. 10월 22일에는 왼쪽 다리가 완전히 구부러져 걷지 못하게 됐다. 약을 지어먹었지만 그 날 또 다시 자빠졌다.

부산의 한 병원에서 MRI를 찍어본 결과는 생각보다 더 심했다. 예전의 수술 부위 쪽에서 디스크 네 군데가 옆으로 모두 튀어나와 있었다. 병원 측은 척추 쪽에 철로 골조를 세우고 심을 박아넣어야 한다는 진단을 내렸다. 간호사 출신인 이씨가 담당의사에게 "자신있나"라고 물었을 때, 의사는 "없다"고 답했다.

대안을 수소문하던 남편이 원리침도라는 방법을 알아냈을 때, 이씨는 몸을 일으킬 수도 없는 상태였다. 입원하고 있던 부산의 한 병원에서 앰뷸런스를 타고 서울까지 온 후 지난달 4일 1차 원리침도 시술을 받았다. 이씨는 시술 20분만에 걷게 됐다.

이씨는 "시술 직후 무토막같던 왼쪽 다리에 감각이 돌아온 걸 느꼈다. 부산의 전직 동료들이 병원에서 내 소식을 듣고 모두 박수를 쳤다고 한다"며 "왜 진작 원리침도를 몰랐는지 후회스럽다. 신기루를 경험한 듯하다"고 밝혔다.

사례 2

송파구 방이동의 주부 박순례(49)씨는 지난 2008년 무렵 산에 다니다가 내리막길에서 다친 후로 무릎이 좋지 않았다. 그 후 교통사고가 있었다. 그로 인해 강남의 한 병원에서 목과 허리수술을 했다. 집에서 플라스틱 보호대를 목과 허리에 감고 엉금엉금 무릎으로 기어다니면서 무릎 연골이 완전히 망가졌다.

처음에 망가진 부위는 왼쪽이었다. 이어 자동으로 오른쪽까지 나빠졌다. 지금은 오른쪽이 더 심해졌다. 평소에도 오른쪽 무릎에 물이 찼다.

박씨는 일본에서 자신의 무릎 줄기세포를 배양한 시술을 두 번이나 받았다. 특별한 효과가 없었을 뿐 아니라 통증이 배가됐다. 남편은 뛰어다니며 좋다는 시술을 다 받게 했다. 심지어 죽은 사람의 연골을 알아보다가 인공연골 쪽으로 방향을 바꾸고 아내의 수술 날짜까지 잡아놓았다. 그 때 마침 박씨의 지인이 원리침도를 권유했다. 박씨 역시 큰 기대 없이 마지막으로 진료나 한 번 받아보자는 마음으로 원리침도를 신청했다. 남편 역시 원리침도로도 안 되면 인공연골 수술을 하라고 했다.

지난달 14일 1차 원리침도 직후 생각지도 못한 일이 벌어졌다. 그 전까지는 몇 미터도 걷지 못했고, 항상 오른쪽 무릎에 물이 차고 부어있던 중년의 주부일 뿐이었다. 이젠 붓기가 빠지고, 걸을 수도 있게 됐다. 회복세가 한 눈에 보이니 자신감이 생겼다.

박씨는 "무릎 수술을 해야한다는 진단을 받았을 때 절망했다. 수술하지 않고 낫게해달라고 기도하다가 원리침도를 만나게 됐다"면서 "오른쪽 무릎의 살이 쭈글쭈글해질 정도로 붓기가 가라앉았다. 조금 더 치료받으면 완전히 좋아질 거라는 예감이 든다"고 말했다.

사례 3

충남 서천에 사는 주부 구재자(66)씨의 무릎 상태는 누구보다 심각했다. 14년 동안 식당일 하면서 늘 무릎이 아팠지만 진통제를 먹으며 참았다. 진통제의 영향으로 팔목 피부가 거뭇거뭇해지는 후유증도 감수해야 했다.

올 6월 일을 그만두면서 본격적으로 무릎이 더 아파졌다. 결국 구씨는 서울의 한 척추관절 병원에서 오른쪽 무릎에 인공관절을 삽입했다. 무릎 수술을 할 때의 아픔은 이루 말할 수 없는 것이었다. 수술 후 14일 동안 꼼짝없이 병원에 누어있어야 했다. 그는 "수술할 때 너무 아파서 죽는 한이 있어도 수술은 안하기로 결심했다"면서 "지금도 오른쪽 무릎 전체가 저리고, 감각이 없다. 남의 살같다"고 털어놓았다.

문제는 왼쪽 무릎도 걸을 때 시큰거린다는 점이었다. 게다가 왼쪽 무릎은 아예 구부러지지도 않았다. 스스로 무릎 연골이 다 닳았다는 게 느껴졌다.

지켜보다 못한 아들이 수소문 끝에 원리침도라는 대안을 가져왔다. 구씨가 왼쪽 무릎에 원리침도를 받은 시점은 지난 10월 중순. 시술 당일을 포함해 사흘만에 걸어서 퇴원까지 마쳤다. 구씨는 "원리침도 시술 받을 때도 통증은 있지만 무릎 수술 받던 것에 비하면 아무 것도 아니다. 시술 다음날 통증이 없어서 혼자서 운동까지 했다"면서 "같이 입원했던 환자는 손에 힘이 하나도 없었는데 원리침도 시술 다음날 손으로 물건을 잡고 있는 걸 내가 직접 봤다. 원리침도는 나같은 환자들에게 좋은 대안"이라고 덧붙였다.

[전문가 Q&A]

Q. 다리가 구부러지지 않는 환자를 원리침도는 어떻게 치료하나요?

A. 연골이 다치면 슬개골에 염증이 생기고, 물이 찹니다. 다리가 구부러지지 않는 것은 그 부위에 상처가 덧나지 않도록 하는 자기방어 행위입니다. 원리침도로 치료하면 그 곳에 새 피가 가고, 상처에 막이 생김으로써 다리를 접을 수 있게 됩니다.

어깨 질환

회전근개는 4개의 근육과 힘줄로 이루어져 있는데 힘을 급격하게 쓰면 손상된다. 일부 또는 전부가 손상되어 대략 6개월~1년 사이 통증이 있다. 이때 운동을 하면 오히려 더 나쁜 영향을 주게 된다. 어깨뼈는 손상이 되면 염증을 만들어서 회복시키는 과정에 오히려 움직이면 통증으로 나타나기 때문에 못 움직이는 것이다. 그래서 6개월까지는 움직이지 않고 그 이후에 회복이 되었다고 생각이 되면 움직이게 한다. 예를 들어 뼈가 골절통이 오면 바로 1~3개월 통증이 온다. 피부에 상처가 나면 1주일이 지나야 낫는다.

이처럼 어깨 관절과 속에서 다친 인대들이 퇴행성 염증을 일으키고 회복하는 시간이 필요한데 이 시간이 6개월 이상 걸리는 것이다. 이후에 다친 건과 인대는 회복되어 재생되고 나면 심한 통증이 사라진다. 그 이유는 재생시키는 동안 화학물질이 나와서 재생시키는데 이때 통증이 나타내는 것이다. 이로써 인체는 그 해당 부위를 조심스럽게 다시 사용하며 회복을 방해하지 않게 만드는 보상작용이다. 이 통증이 소실되면 인대가 많이 재생된 것이다.

그런데 그 이후 1~2년 혹은 4년간 통증이 계속되는 경우가 있다. 필자는 원리침도와 도수 운동법을 이용하며 유착 부위를 뜯어낸다. 이런 치료법은 획기적이고 신체에 무리가 가지 않는다. 또한, 정확하며 안전하고 수술의 공포에서 상당수 벗어나는 치료법이다.

어깨충돌증후군

어깨 주변에는 4개의 주요근과 뼈가 상호연관 되어 있다. 어깨충돌증후군은 이 힘줄과 뼈가 충돌하여 생기는 질환이다. 오랜 시간 무리해서 사용하면 이 질환이 발생하고 급작스런 충격이나 계속해서 팔을 드는 일을 하면 어깨충돌 증후군이 일어난다.

어깨 상완골과 견봉뼈 사이가 좁아지게 되어서 염증을 일으키고 더 좁아지게 된다. 팔을 어깨높이로 올리거나 뒤로 젖혔을 때 통증이 나타나며 120도 이상 들면 오히려 통증이 감소한다.

어깨충돌증후군은 처음에는 팔을 움직일 때만 아프다가 나중에는 가만히 있어도 팔이 아프다. 이 질환은 진행되면서 퇴행성으로 회전근개파열을 만들기도 한다. 원리침도로 견봉하 공간을 넓게 해주는데 부풀어 오른 활액낭을 터져서 줄어들게 하고 뼈 사이 간격을 넓게 해주며 견봉뼈를 묶고 있는 인대를 풀어주어 간격이 넓어지게 되는 것이다.

오십견

어깨가 아플 때 쉽게 떠오르는 병명 중 하나가 '오십견'이다. 50대쯤의 중년층에서 많이 발생한다고 해서 흔히들 오십견이라고 부르지만 동결견, 유착성관절낭염 등의 여러 이름으로 불리고 있다.

단순한 어깨 통증 뿐 아니라 어깨가 굳어서 움직임이 자유롭지 못할 때 오십견을 생각해 볼 수 있다. 어깨의 움직임은 혼자서 관절을 움직일 수 있는 능동관절운동과 다른 사람의 도움이나 기구를 이용해 관절을 움직이는 수동관절운동으로 나누어진다. 이 능동관절운동과 수동관절운동이 다 안 되는 상태, 즉 혼자서도 팔 들어올리기가 힘들고 남이 도와줘서도 팔 들어올리기가 힘든 경우에 오십견이라고 한다.

오십견 환자들은 어깨의 관절운동에 제한이 생겨 머리 빗기, 세수할 때 뒷목 씻기, 블라우스의 뒷단추 끼우기, 원피스 지퍼 올리기 등이 힘들어져 일상생활에서 불편함을 많이 느낀다.

오십견은 보통 세 단계로 진행을 한다. 처음 6~12주 사이가 통증이 심한 시기로 이때에는 치료를 하더라도 계속 아플 수 있다. 다음 4~6개월 사이에는 통증은 줄어들지만, 처음보다는 어깨 움직임이 힘들어지게 된다. 6개월 이후부터는 경직된 어깨 관절이 점점 회복되면서 저절로 낫는 경우도 생긴다.

6개월이 지나면 저절로 낫는 경우도 있어 오십견을 그대로 방치하는 분들도 있다. 하지만 각 시기에 맞는 적절한 치료를 하지 않으면 어깨 관절의 유착 상태가 지속돼 평생 어깨를 제대로 사용하지 못할 수도 있다.

73세 여자 환자인 심00 씨는 왼쪽 어깨가 빠져나갈 듯이 아파서 밤에는 잠을 자기도 힘들고, 어깨를 제대로 들어올리기도 힘들어 일상생활조차 뜻대로 되지 않았습니다. 팔을 마음대로 쓰지도 못하는데다가 너무 고통스러워서 우울증이 찾아올 정도였다. 그러다 침도 시술을 받은 후 곧바로 올라가는 팔을 보며 매우 감격했다. 욱신거리는 통증이 남아있긴 하지만 몇 달 만에 잠을 편안하게 잤다며 기뻐했다.

심OO 씨가 받은 '침도요법'은 특수 제작된 침을 사용하여 근육, 인대, 힘줄 등 연부조직의 유착을 절개하는 한의학적 치료법이다. 오십견처럼 어깨를 감싸고 있는 관절낭 등의 연부조직의 유착이 악화되면 기혈순환이 저하돼 영양이 부족해지고 통증과 이상감각, 운동장애가 발생한다.

유착이 약한 경우에는 일반 침으로 치료할 수 있지만 유착이 오래돼 심하게 굳어진 경우에는 일반 침으로는 풀기가 쉽지 않다. 침도 요법은 이러한 경우 단단하게 굳은 연부조직을 풀어주는 강력한 침법이다. 수술과 달리 흉터가 생기지 않는 최소 침습적 치료법이며, 10분 내외로 시술 시간이 짧고 시술 후 하루 이틀 만에 일상생활을 할 수 있다는 것이 장점이다.

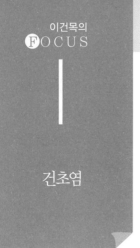

건초염

일년 내내 열심히 일하다 떠나는 휴가가 기다려지는 여름. 이 때가 되면 증가하는 질환이 있습니다. 바로 건초염입니다. 실제로 건강보험심사평가원의 자료를 보면 건초염으로 치료 받는 환자들이 여름철인 6~8월에 가장 많았고 겨울철인 1월과 2월에 가장 적었다고 합니다.

'건'은 다른 말로 힘줄이라고도 하는데, 이 조직은 근육을 뼈에 붙여주는 작용을 하고 있습니다. 각각의 건은 건초라고 하는 조직에 의해 둘러싸여 보호를 받으면서 관절을 구부리고 펼 때 부드럽게 움직일 수 있도록 합니다. 여기에는 활액이라는 액이 들어 있어 움직임을 더욱 자연스럽게 만들어 줍니다. 건초나 활액에 생기는 염증을 건초염이라고 합니다.

여름철이 되면 겨울에 비해 활동량이 늘어나 신체 부위를 과다 사용하기도 하고, 고온다습한 기후 조건으로 신체 조직 내 압력이 증가해 건초염이 더 발생하기 쉬워져 여름철에 건초염이 증가하게 됩니다.

건초염은 발목·무릎 등 움직임이 많은 관절 부위에서 발생할 수 있고, 특히 우리가 자주 사용하는 손이나 손목에서 많이 발생하고 있습니다. 아기를 키우는 주부들이나 매일 사무실 업무를 보는 직장인들, 손을 사용하는 운동선수, 스마트폰·컴퓨터·펜 등을 자주 사용하는 학생들처럼 손을 많이 사용하는 사람들일수록 건초염에 걸릴 확률이 높아집니다.

건초염이 생기면 관절 운동을 할 때 염증이 생긴 힘줄 부위에 통증이 있고 붓기도 하고 수시로 저리게 됩니다. 이럴 땐 반복적인 동작을 자제하고 휴식을 자주 취하면서 얼음찜질이나 마사지를 하면 좋아지기도 합니다.

건초염을 그대로 방치해 두는 경우 재발이 반복되거나 협착성 건초염으로 변하는 경우도 있습니다. 협착성 건초염 중에서도 손가락을 펼 때 덜커덕 거리면서 불편한 통증을 느끼고 점점 손가락 펴기가 힘들어지는 병을 '방아쇠수지'라고 합니다.

58세 남자 환자 박씨는 기계를 다루면서 손가락을 자주 쓰는 일을 하고 있습니다. 처음 손가락이 아플 때 아프다 말다 하길래 방치해두었다가 몇 년이 지나면서 두 번째 손가락이 딱딱하게 굳어져 아예 굽힐 수 없게 되었습니다. 일주일에 한 번씩 침도요법을 받으면서 박씨는 손가락이 딱딱하게 굳어진 손가락이 점점 펴지면서 움직임도 자연스러워진다며 기뻐했습니다.

침도 요법은 특수 제작된 침을 사용해 근육·근막·인대 등 연부조직의 유착을 해소해주는 한의학적 치료법입니다. 건초염 등이 만성화되면 유착이 남게 되는데 유착을 박리함으로써 신경압박을 해소하고 기혈순환을 도와주게 됩니다. 수술과 달리 흉터가 생기지 않는 최소 침습적 치료법으로 10분 내외로 시술 시간이 짧다는 것이 장점입니다.

건초염 예방을 위해 과다한 관절 사용에 주의하시고, 이미 만성적인 건초염에 걸려 손가락 운동이 자유롭지 못한 분들은 침도요법을 받으시기 권해드립니다.

아킬레스건염

아킬레스건초염이라고 하는데 발뒷꿈치에 강하게 부착되어 장딴지 근육으로 발전된다. 대부분 근육의 양끝은 대부분 힘줄에 의해 뼈에 연결되어 있고 일부는 직접 뼈에 붙어 있는데 뼈와 가까워질수록 뼈와 같은 성분이 된다. 아킬레스건초염은 일반적으로 잘못된 운동 습관과 갑작스럽게 운동을 시작하다 발생된다. 건초염은 시간이 지나면 호전되나 심하면 건이 일부 파열되어 다시 굳어지면서 단단히 엉키어 잘 풀어지지 않는다. 원리침도로 그 근육의 부위를 서서히 풀어 치료하면 정도의 차이가 있지만 거의 다 풀어져 송해 된다.

악관절 장애

턱관절은 하악골(턱뼈)와 측두골(머리뼈) 사이에 위치하여 두 뼈를 연결하는 관절이며 양쪽 귀 바로 앞쪽에 위치한다. 턱관절은 모든 턱 운동의 중심축으로 작용하며 턱근육과 인대에 의해 지지가 되는데 이때 턱관절 사이에 있는 디스크는 뼈 와 뼈 사이의 쿠션 역할을 한다.

어느 학자는 하루에 턱의 사용량이 3톤에 달한다고 한다. 이처럼 근육과 인대, 디스크, 턱뼈가 함께 어우러져 입 벌리기, 씹는 행위, 말하기, 삼키기 등의 작용을 하는데 갑자기 딱딱한 물질을 씹는 행위에 또는 스트레스를 계속 받는 경우 턱관절 장애가 와서 입을 크게 벌리고 다물 때 딱딱 소리가 나거나 관절이 틀어져서 맞추어지는 것을 턱관절 장애 또는 악관절 장애라고 한다. 원인은 대개 관절 주변의 근육의 이상이거나 디스크의 아탈구가 일어나는 경우이다. 이런 경우에 관절 주변의 근육과 관절강을 침도로 소통시키면 딱딱 소리와 관절통이 소실되는 경우가 많다. 원리침도는 어떤 치료보다도 우선이 되어야 하며 이후 보조치료가 필요하다.

통풍

통풍은 우리 몸의 요산이 필요 이상으로 만들어져서 주로 발의 엄지발가락 관절에 쌓여서 통풍결절을 만드는데 이런 통풍결절이 많아지면 발의 엄지발가락 통증, 발열, 발진이 생기면서 매우 극심한 통증이 발생한다. 대부분은 요산을 없애는 약을 먹고 쉬면서 기다리는데 발가락부위에 침도 시술하고 부항으로 흡입시키면 통증 결절이 빠져나오면서 통증이 급격히 소실된다. 필자는 중국의 환자를 단 1회 시술로 통증을 감소시킨 경험도 있다.

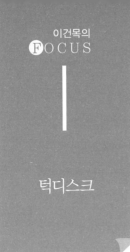

허리디스크 · 목디스크는 많이 들어봤어도 턱디스크는 생소한 분들이 많을 것입니다. 턱디스크는 관자뼈와 아래턱뼈 사이에 있어 뼈가 직접 맞닿게 되는 것을 막아주는 조직으로 턱디스크에 문제가 생기면 보통 턱관절장애 · 악관절장애가 생겼다고들 합니다.

턱관절은 얼굴에 있는 유일한 관절로 우리가 말을 할 때나 음식을 먹을 때에 주로 사용하게 됩니다. 턱관절장애는 잠잘 때의 이갈이, 이를 악 무는 습관, 턱 괴고 있기, 손톱 물어뜯기, 한쪽으로만 음식 씹기 등의 일상생활의 바르지 못한 자세로 발생하는 경우가 많이 있습니다. 또 스트레스를 받게 되면 무의식적으로 입을 악 다 물게 되어 턱 주변에 긴장감이 생기면서 턱관절 장애가 발생하게 됩니다.

21세의 정모씨는 중학교 1학년 때부터 턱관절에서 소리가 나는 것을 느꼈다고 합니다. 딱히 많이 아프거나 불편하진 않아서 특별히 치료를 받지는 않았지만 재수를 하면서 스트레스가 심해지자 턱관절이 많이 아프기 시작했다고 합니다. 재수를 끝내고 한 대학병원에서 치료를 받으려고 갔더니 턱 디스크가 빠져있다며 스플린트 장치를 하면서 지켜보자는 얘기를 들었다고 합니다.

당장 통증이 너무 심했기 때문에 적극적인 치료법을 알아보다가 아버지의 소개로 침도요법에 대해서 알게 되었고 3월부터 2주에 한 번씩 턱관절 침도치료를 받았습니다. 한번 치료로도 통증이 많이 감소됐고 4월부터는 턱을 움직일 때마다 나는 소리가 점점 안 나기 시작했습니다. 5월에는 오른쪽 턱관절 소리가 안 났고 6월부턴 왼쪽 턱 관절 소리도 나지 않는다고 합니다. 턱 돌아간 느낌도 좋아지고, 말할 때의 발음이나 음식 먹을 때 씹는 것도 좋아져서 일상생활에서도 훨씬 안정감이 생겼다면 기뻐했습니다.

관절의 문제는 고령에서 많이 나타나지만 턱관절장애는 다른 관절과는 다르게 정씨처럼 청소년기에 나타나는 경우가 많이 있습니다. 턱관절 장애는 주로 통증을 일으키고 턱을 움직일 때마다 딱딱 거리는 소리를 나게 합니다. 심해지면 입을 벌리는 게 점점 힘들어져 음식을 먹거나 말하는데 장애가 생겨 삶의 질이 떨어지게 됩니다.

턱관절은 턱디스크과 주변 근육 · 인대 등이 함께 문제가 되는 경우가 많기 때문에 보통 스플린트나 물리치료 등으로 근육을 이완시키면서 턱관절이 더 이상 손상되지 않도록 도와주는 보존적 치료를 하게 됩니다.

침도요법은 손상된 관절을 직접 치료하는 적극적인 치료법입니다. 관절의 문제가 생기면 근육 · 근막 · 인대 등의 연부조직이 엉켜 유착을 일으킬 확률이 높아지기 때문에 이 유착을 직접적으로 풀어주면 호전되는 경우가 많습니다. 비교적 작은 관절이지만 엄청난 고통을 안겨줄 수도 있는 턱관절 장애를 방치하지 마시고 조기에 치료 받으시기 바랍니다.

수관절증후군

손목터널증후군, 수근관증후군이라고도 하는데 주로 주부들 또는 손을 많이 쓰는 남성들에게 흔히 발생된다. 손가락으로 가는 정중신경은 피부 외부 쪽으로 근막이 보호하고 있다. 이런 보호막이 많은 활동으로 두꺼워지거나 석회화되어 신경이 유착되면 손이 저리고 마비감이 오게 된다.

손목터널증후군은 수술하여 저린 증상을 회복시키는 데 시간이 오래 걸리고 수술 자국이 최소화되었다고 하지만 흉터가 남는다. 이런 경우에도 손에 간단한 침도와 원리침도로 최소 손상만 주고 회복시켜줄 수 있다. 지방에서 한 여성 환자가 찾아온 일이 있다. 이 환자는 허리 퇴행성 종합협착증이었다. 환자가 원리침도 시술을 생소하게 느껴 우선 손목터널증후군 시술을 먼저 하였다. 시술 후 손목이 신기하게 좋아져서 곧바로 허리 시술을 결심하게 되었다. 이처럼 원리침도는 현재 수술법처럼 많은 피부절개 없이 1~3회 정도의 침도 시술로 좋은 효과를 볼 수 있는 장점이 있다.

언제부터인가 서서히 손저림을 느끼기 시작했다면 수근관증후군과 연관이 있을 수 있다. 특히 집안일을 하면서 손목을 많이 사용하는 주부들, 컴퓨터로 종일 업무를 하는 직장인이라면 손이 저릴 때 수근관증후군을 의심해 봐야 한다.

'수근관'이란 손목 앞쪽 피부조직 아래에 손목을 구성하는 인대와 뼈들에 의해 형성된 작은 통로이다. 이 통로가 여러 원인들에 의해 좁아지면서 압력이 증가하면 통로를 지나가는 정중신경이 눌리면서 통증, 저림 등 여러 증상을 유발할 수 있다. 손에는 정중신경이 손목 안에 있는데 양쪽 뼈 돌기의 인대가 신경 외부에 부착되어 있어 삼각형과 일자형으로 보호하고 있다가 일을 많이 하면 유착과 작은 상처의 반복으로 염증이 자주 일어나다 보면 석회화되어 오히려 신경을 눌러서 손바닥 쪽 손가락이 저리고 힘이 약해지게 된다. 문제는 손가락으로 가는 큰 신경이 손목에서 눌리고 심하면 손바닥 살이 신경을 누르는 협착이 온다는 점이다. 이럴 때 손목에 수술을 하여 신경을 누르는 것을 풀어주는데 소침도는 손목에 절개 없이 인대를 절개하고 손바닥 유착까지 풀어줄 수 있다.

손목에 원리침도 시술을 받은 이00 씨도 집안일을 많이 하는 50대 주부였다. 평소에도 이00 씨는 손저림이 있어 불편했다. 특히 새벽 4~5시경에는 잠에서 깰 정도로 저림이 심해 손을 주물러줘야 다시 잠들 수 있었습니다. 그러던 중 이씨가 버스에 올라타다가 버스 문이 닫히면서 팔이 끼이는 사고가 발생했다.

그 후 손저림은 더욱 심해지고 자다가 일어나면 피가 안 통하면서 손이 딱딱하게 굳어져 가는 느낌을 받았다. 일상생활까지 힘들어진 이씨는 필자에게 원리침도 시술을 받았다. 시술 후 그는 "손저림이 없어져서 이제 편안하게 잠을 잘 수 있다"며 기뻐했다.

이OO 씨처럼 손저림이 극심한 경우나 신경이 오래 눌려 근육위축까지 동반된 경우는 정중신경의 압박을 해소하기 위해 횡수근 인대를 잘라주는 수술을 권유받게 된다. 수술을 하게 되면 몇 주간 손을 쓰는데 제한이 생기고 손목에 흉터가 남게 된다.

원리침도요법은 특수 제작된 원리침을 사용해 근육, 근막, 인대 등 연부조직의 유착을 해소해주는 한의학적 치료법이다. 수근관증후군의 경우 손목 횡수근인대의 유착 박리를 통해 신경 압박을 해소하고 기혈순환을 도와주게 된다. 수술과 달리 흉터가 생기지 않는 최소 침습적 치료법으로 일상생활에 제한 없이 효과를 얻을 수 있다.

중년 여성의 손가락 관절염

여성들은 40대 후반이 되면 나이에 상관없이 손 관절염이 진행되는 것을 많이 본다. 그러나 현재까지 진통소염제나 물리 치료로는 많은 호전을 볼 수 없다. 이에 필자는 소침도로 부어있는 각 해당 관절 및 통증 부위를 치료한다. 침도로 치료하면 활액의 염증 물집이 빠져나오고 새 혈관이 형성되면서 통증이 사라진다. 튀어나오는 관절의 변경도 어느 정도 회복되어 진다.

평소 집안일을 많이 하던 56세 여성 환자 노OO 씨는 최근 3개월 전부터 양손의 손가락 말단 관절이 튀어나오는 것을 느꼈다. 튀어나오는 정도가 심해질수록 통증과 가려움도 더해졌고, 급기야 하루 종일 양손이 붓기까지 했다. 가까운 병원에서 약물 치료, 주사치료, 파라핀 치료를 받았으나 큰 호전은 없었다.

허리 무릎 **관절 통증** 수술 없이 **고칠 수 있다**

퇴행성 관절염은 관절 질환 중 가장 흔한 질환이다. 지속적으로 혹은 무리하게 관절을 써서 뼈와 뼈 사이에 있는 연골이 닳아 발생하게 된다. 연골이 닳아 없어지면 연골 밑의 뼈가 비정상적으로 커지는 등 관절이 파괴되며, 통증과 함께 관절운동이 매끄럽지 못하게 되고 때로는 변형이 발생하게 된다.

퇴행성 관절염이라 하면 흔히 무릎 관절염을 떠올리는데, 무릎 이외에도 손가락, 발가락과 척추 관절, 어깨 관절 등에도 발생할 수 있다. 관절을 둘러싸고 있는 골막에 염증이 생기면 골막에서 윤활 물질이 제대로 분비되지 못해 관절이 움직일 때마다 이 부분에 마찰이 생기게 되고, 이로 인해 관절 내부와 연골이 손상돼 붓고, 열감이 발생하며 물이 고여 잘 빠져나가지 못한다. 이것이 다시 염증으로 발전하는 악순환이 되풀이된다.

뼈가 약해지기 쉬운 노년층, 노동을 많이 한 사람, 특정 관절을 많이 사용하는 운동선수에게 많이 발생한다. 물론 운동선수가 아니더라도 과격한 운동을 오랫동안 하며 관절을 무리하게 사용한 사람들에게서도 나타날 수 있다. 주로 50세 이후에 나타나며, 45세 이전에는 남성 환자가, 55세 이후에는 여성 환자가 많은 것이 특징이다.

노○○ 씨는 원리침도 치료를 받고 난 직후부터 손가락 통증과 가려움이 많이 감소했고, 다음날부터는 손 붓는 증상도 완전히 없어졌다. 관절의 튀어나온 부분도 점점 원래대로 돌아가고 있다. 퇴행성 관절염은 오래된 나무가 쩍쩍 갈라지는 것과 같이 관절을 오랫동안 사용해 관절연골이 닳고 염증이 발생하는 것이다. 이는 한의학적으로 탁액(濁液)이 관절에 쌓여, 고인 물이 썩는 것처럼 염증이 발생하는 것이며 이러한 경우에 원리침도를 이용해 관절의 탁액을 제거하는 것이다. 물론 주위의 신경이나 혈관이 손상되지 않도록 주의를 기울여 치료해야 한다.

원리침도는 근육과 인대, 건 등의 연부조직을 직접 치료하는 한의학의 새로운 외과적 치료법이다. 예리한 침 끝을 둥글게 만든 원리침을 이용해 유착, 비후된 조직을 직접 박리하고 소통시켜줌으로써 신경 압박과 자극을 없애 통증을 감소시키는 방법이다. 시술 시간은 10여 분 정도로 짧은 편이며, 1~2회의 적은 횟수로 만족할 만한 효과를 얻을 수 있다.

발목 관절염

무릎처럼 발목 관절도 염증 즉 퇴행성 관절염을 일으킨다. 발목 관절염은 외상 및 퇴행으로 발목 관절이 부으면서 변형되어 나타나게 된다. 심한 경우 강한 통증으로 정상적 보행에 지장이 생겨 불편함을 유발한다.

발목 관절염은 과거 발목 관절 주변의 골절(주로 관절 내 골절)이 있었거나 심한 노동 등으로 발목 관절에 충격이 많이 가해졌을 때 발생한다. 대표적인 증상은 보행 시 발목 관절에 통증이 느껴지고 부종 증상이 나타나며, 발목이 휘어지는 등 발목에 변형이 생기고, 관절 운동이 제한되는 것으로 나타난다. 심한 경우 인공관절치환술이라는 수술로 치료하게 되는데 입원은 물론 석고부목 고정이 필요하다.

원리침도 시술은 이런 불편함이 없으며 족관절 주변 인대를 송해한 후 지켜보면 염증이 1~2주 사이에 호전되어지는 것을 느낄 수 있다.

신체 장애로 일을 중단하고 수입을 얻지 못해 고통받는 현대인들이 늘고 있다. 직업이 전문화되면서 항상 사용하는 신체 부위가 같다 보니 특정 부위가 고장난다. 손·발 관절 고통은 전문 직장인들을 심리적으로 위축시킨다. 특히 어떤 직업은 손이나 팔이 고장나면 아예 일을 못하게 된다. 남들이 잘 알아주지도 않고, 병원에 입원하기도 애매하다. 잘 나가는 운동선수가 아무 것도 아닌 듯 보이는 손·발 부상으로 수술하고 시즌 아웃되기도 한다.

원리침도에서 업그레이드 된 원리침은 손·발 관절 질환을 빠르고 간단하게 회복시키며, 수술의 위험성에서 벗어나도록 해준다. 수족의 도움을 받지 못해 고통받다가 원리침 시술 후 깜쪽같이 회복한 발목관절염·척골신경포착증후근·테니스엘보 환자를 최근 만났다.

사례 1

충남 아산시 송악면에서 농사를 짓는 유재룡(64)씨는 지난해부터 극심한 오른쪽 발목 통증 때문에 아예 걷지 못하게 됐다. 발목관절염이 원인이었다.

그는 다섯살 때 처음 오른쪽 발목 골절을 당했다. 또한 약 30년 전 같은 부위를 접질렸다. 유씨는 "그 후로 평상시에는 괜찮다가도 걸을 때 오른쪽 발목이 느닷없이 아팠다. 사람 변하듯…."이라고 말했다. 여느 시골 사람처럼 그는 그때 그때 동네 병원을 다니며 통증을 치료했다. 그런데 어느 순간부터 허리·허벅지·종아리에 두루 당김 증상이 생겼다. 오른쪽 발바닥이 하얗게 각질화 되면서 버석버석해졌다. 심지어 발바닥에 땀도 안나게 됐다. MRI 결과 허리

뼈 네 개가 휜 것으로 나타났다. 지난해 11월 허리에 원리침 시술을 받은 직후 큰 변화가 있었다. 그는 "허리가 90% 정도 고쳐졌다. 올 4월 한 번 더 원리침 시술을 받으려 한다"면서 "시술 후 오른쪽 발바닥에 땀이 나면서 지금처럼 발바닥이 깨끗해졌다"고 발바닥을 들어보이며 자랑했다.

허리 통증은 잡혔지만 오른쪽 발목은 계속 그를 괴롭혔다. "등산할 때 항상 남보다 앞에서 뛰어다녔다"던 자부심은 순식간에 무너졌다. 걸어도 심하게 절어야 했다. 동네 사람들도 그가 걷는 모습을 보기 어렵게 됐다. 오른쪽 발목은 비정상적으로 두꺼워지고, 비틀리고, 염증으로 심하게 변형돼 있었다. 여러 병원들이 "발목 수술을 하고, 심하면 인공뼈를 넣어야 한다"고 경고했다.

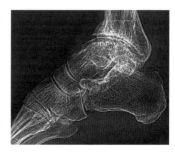

원리침 시술 전 엑스레이
오른쪽 발목에 염증이 가득하다

유씨는 올 1월 25일 원리침에 오른쪽 발목을 맡겼다. 시술 직후 오른쪽 발목에 통증과 당김 증상이 싹 없어졌다. 그는 "시술 후 걷는데 아무 이상이 없다. 100% 좋아졌다고 해도 과언이 아니다"라면서 "원리침을 진작에 알았다면 고생하지 않아도 됐을 것이다. 조심해서 일하고, 발목을 잘 챙기겠다"고 전했다.

사례 2

경기도 이천에서 목수 일을 하는 심종대(60)씨는 손과 팔 관절 질환으로 목숨까지 잃을 뻔했다. 무슨 사연이었까.

그는 약 6년 전부터 양쪽 팔꿈치에 자주 쥐가 나는 증상을 겪었다. '중풍 초기 증상인가?'하는 의심이 들었다. 그 증상은 처음엔 한 달에 한 번 정도였지만 점차 통증 주기가 짧아졌다. 특히 왼손 네번째 · 다섯번째 손가락부터 팔목을 지나 팔꿈치까지 절임 증상이 두드러졌다. 지난해부턴 오른손에도 똑같은 증상이 시작됐다. 병명은 척골신경포착증후군이었다.

목수인 그는 평소 무거운 조경석을 들고 설치하는 일을 반복하면서 팔에 무리를 했다. 그렇다고 일을 그만둘 수도 없었다. 수많은 병원을 다니며 치료를 받아봤지만 단 한 곳도 시원한 치료를 해주지 못했다.

한 달 내내 통증이 가시질 않았다. 이 고통에서 벗어나는 유일한 방법은 죽는 것밖에 없어 보였다. 그는 어느 날 진통제 열 알을 한꺼번에 삼키고 소주 네 병을 마신 후 기절했다. 소주를 마시니까 진통이 좀 가라앉는 듯 했지만 소주에 의존하다 보니 알코올 중독으로 정신이상까지 겪게 됐다. 그는 "한 달 동안 잠도 못자고, 먹지도 못해 통증에 저항할 힘을 잃었다. 젓가락질, 잡는 일을 못했다"면서 "자살 직전 원리침이 있는 걸 알게 됐다. 죽기 전에 한 번 원리침을 만나보고 싶었다"고 말했다.

올 1월 20일 1차 원리침 시술이 있었다. 시술 다음 달 정오 무렵 통증은 원래의 30% 정도만 남았다. 그만큼만 통증이 감소해도 살 것 같았다. 지난달 21일 2차 시술 후 나머지 통증도 깨끗하게 없어졌다.

심씨는 "손과 팔을 회복한 후 너무 고마워서 눈물을 흘렸다"면서 "나와 비슷한 증상을 겪는 목수나 미장이가 많다. 그런 분들을 위해 내 이야기를 알리고 싶다"고 말했다.

사례 3

강서구 화곡동에 사는 20년 경력의 건설노동자 김정호(50)씨는 지난해 5월 무렵부터 갑자기 왼쪽 팔꿈치가 아프면서 왼쪽 팔을 위로 들지 못하게 됐다.

당시엔 통증이 별로라고 생각했지만 그해 9·10월이 되자 훨씬 더 심해졌다. 시간이 지나면서 오른쪽 팔도 똑같이 그 부위가 아팠다.

그는 현장에서 팔을 혹사하는 일을 많이 했다. 팔꿈치가 미세하게 스치기만 해도 아팠다. 가만 있으면 괜찮지만 조금만 움직여도 그 부위가 아팠다. 가벼운 것조차 들지 못했다. 고통을 참아가며 일을 했지만 한계에 이르렀다. 파스를 붙이고 물리치료를 해도 효과가 없었다. 진단 결과, 팔꿈치뼈 부근의 인대가 무리한 사용으로 찢어진 테니스 엘보였다.

그는 비슷한 증상을 겪다 원리침 시술 후 회복한 지인의 소개로 원리침을 만났다. 지인은 3년이 지났지만 후유증이 없다며 믿음을 주었다. 1차 시술 시점은 지난해 12월. 반신반의하면서 원리침 시술을 받은 김씨는 "시술 후 2주일 무렵부터 생활하는데 불편한 것이 없어졌다. 점차 통증이 없어졌다"면서 "지금은 통증이 5% 정도만 남았다. 나와 비슷한 증상을 겪고 있는 사람들을 보면 원리침을 소개하고 있다"고 말했다.

[전문가 Q&A]

Q. 원리침은 어떤 방법으로 손·발 관절 질환을 고치나요?

A. 관절 주변의 병리적으로 유착된 부분을 원리침으로 풀어줘 신경의 압박을 해소하고 혈액순환이 잘 되도록 도와줍니다. 그러면 문제 부위가 스스로 회복됩니다. 손부터 팔꿈치를 지나 어깨까지 근육이 연결돼 있어 유착된 부분을 해결하면 전체적으로 효과를 볼 수 있습니다.

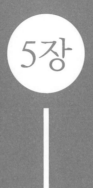

5장

기억에 남는
환자들 I

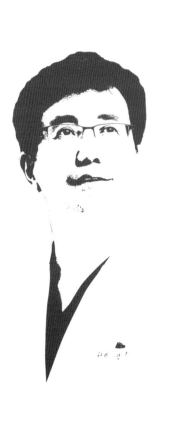

고령 환자, '선' 레이저 내시경 치료 '후' 환자 치료

연세가 70이 넘으면 뼈에 손을 대는 치료는 환자나 보호자들이 결정하기 어렵다. 이 환자는 디스크가 유리되어 척수강 내로 터져 나와 중앙과 좌측을 눌러 협착이 되었다. 수술을 권하기 힘들어 레이저 내시경 치료를 하였으나 환자의 만족도가 떨어졌다.

평상시 일을 말 그대로 억척스럽게 한 환자로 좌골신경통을 견디기 어려웠다. 2013년 5월에 1차 원리침도 시술하고, 6월 말 2차 시술을 한 후 매우 심한 통증은 사라졌으나 그래도 환자의 통증이 남아 있어 3차 시술을 결정했다.

보기에 심한 경우도 원리침으로 시술하여 공간을 열어주면 완전한 유착과 소통을 이룰 순 없지만 분명한 것은 통증이 소실된다. 노인들의 협착증은 점점 나빠지는 방향으로 진행된다. 완전한 회복을 기대하고 수술 등의 방법에서 치료법을 찾는다면 오히려 큰 대가를 치루 게 되는 경우가 많다. 어르신들의 병은 많이 좋아지는 선에서 치료를 하고 만족하며 이후 운동 요법 등을 통하여 증세를 호전시키는 것이 바람직하다.

4/5번 허리 수술 후 바로 위 3/4번 디스크가 터져서 마비가 온 경우

지인의 소개로 어느 50대 여성의 증상을 듣게 되었다. 모 대학병원에서 수술을 하였는데 얼마 지나지 않아 수술한 부위 중 위쪽 부위가 터져 하지마비가 와서 재수술을 권하지 않고 주사치료로 조심히 지켜보고 있다고 했다. 수술을 또 하면 후유증이 위험하다고 주치의 선생님들이 현명하고 사려 깊은 결정을 한 것이다.

그 부인은 휠체어를 타고 무릎조차 들지 못한 상태로 시술대에 엎드려서 내원하였다. MRI를 본 결과 3/4번 신경이 나오는 신경관이 디스크가 터져서 막혀 하지마비가 온 상태이다. 그 부위를 시술하니 5분쯤 지나 좌하지를 움직이고 다리를 들기 시작하였다. 시술대에서 나와서 무릎을 들고 봉을 잡고 일어섰다. 일주일이 지난 후 제자리에서 뛰는 정도가 가능하였다.

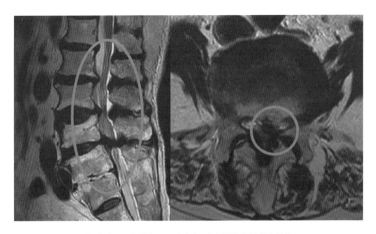

다발성 디스크와 함께 디스크가 왼쪽으로 밀려나오면서 협착이 심해진 상태

여성의 자궁 하혈로 빈혈이 심해, 수혈을 받고 터진 디스크를 치료한 경우

간혹 특히 여성들에게 극심한 빈혈로 시술하기가 망설여지는 경우가 있다. 이전 도침만 사용할 때는 출혈성 혈종이 매우 걱정거리였다. 현재 원리침도의 경우에는 크게 문제가 되지 않지만 혹시 적은 출혈도 문제가 되지 않을까 하는 염려 때문이다. 그런 환자는 종합병원에 가서 수혈을 받고 수치가 정상이 되면 원리침도 시술을 받으면 된다.

어느 40대 여성이 급성 디스크가 터져서 우하지에 힘이 떨어지고 매우 통증이 심하여 서 있지를 못할 정도였다. 그러나 자궁이상출혈로 혈액 검사상 빈혈이 심하여 수혈을 3차 정도 한 후 정상이 되어서 시술을 받고 호전되었다.

무릎 인공관절 수술과 침도 시술 비교

66세 여성이 좌측 슬관절통이 있다고 원리침도 시술을 하고 싶어 하였다. X-ray상 우측 슬관절은 수술을 하여 인공관절이 보였다. 환자는 인공 관절을 하였는데 수술 후 무릎이 꺾이지 않아 한 달 이상 재활 치료를 하며 무척 고생을 했다고 한다. 그런데 원리침도 시술을 하고 퇴원 후 3주가 지나 다시 내원하였다. 원리침도 시술을 받은 후 좌측의 통증이 80% 이상 사라졌다며 주변 사람들에게 원리침도 시술을 받아볼 것을 적극 추천했다고 한다.

무릎 인공관절 수술 없이 살 수 있다면 매우 즐거운 인생이다. 자신을 위해 평생 고생한 슬관절을 위해 수면마취 상태에서 1~3회 침도 시술은 매우 권할 만하다. 자신의 몸은 자신이 주인이다. 어느 것이 좋은 방법인지 생각하여 자신의 무릎을 배려해 주길 바란다.

중증 협착으로 인한 마비성 환자, 수술을 권한 경우

청소년기에 유도를 많이 하다 허리 4/5번 디스크가 발생하여 운동을 그만두고 하청 사업가로 변신한 환자가 내원하였다. 1차에는 디스크가 변성이 되어 협착된 부분을 넓혀주니 호전이 되어 직장에 복귀하였다. 하지만 일이 고된 관계로 다시 악화되어 8월에 하지 마비 증세를 일으키며 내원하여 3회 침도를 시술하였다. 그러나 증세가 호전되지 않아 수술을 고려해 볼 것을 권했다. 이름이 유명한 시인과 같아 쉽게 기억이 되는 환자다. 환자에게 전화하였더니 모 병원에서 수술을 받고 힘이 돌아왔다고

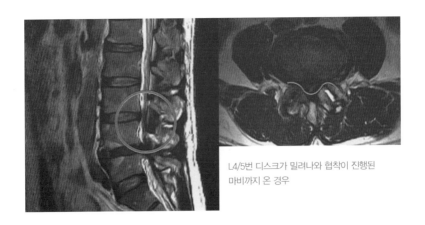

L4/5번 디스크가 밀려나와 협착이 진행된
마비까지 온 경우

하였다.

원리침도를 하면서 쉽지 않은 경우가 종종 있는데 그중 대부분이 중앙성 협착 또는 디스크가 3/4 이상 밀려 마비가 오는 경우다. 이 경우에는 효과가 있기도 하고 없기도 하다. 그래서 시술 시 효과의 불분명을 말하고 동의가 있을 때만 시술을 하여 환자들에게 신뢰를 잃지 않으려 노력한다. 최소한 의사의 품격을 유지하려 고집한다는 뜻이다. 수술을 확정 지어 권할 때는 여러 생각이 든다. 필자의 이득이나 아집이 아닌 환자의 편에 서서 권해야 한다. 특히 나이가 젊은 환자일수록 말이다.

"마비성 환자도 수술을 결정하기 전 원리침도를 고려하자."

디스크가 터져서 시간을 기다리지 못하고 수술한 환자

환자는 한창 바쁜 나이의 경찰 공무원이다. 다음 진급이 중요하여 3개월씩 허리 병으로 치료하기가 어려운 처지다. 디스크가 절편이 크게 중앙으로 나와서 요통이 심하여 허리를 펴기 어려워 보였다. 침도를 몇 회 시술하였으나 허리 통증이 쉽게 호전되기 어렵다고 판단돼 3주 만에 수술하였다.

이처럼 디스크가 중앙으로 많이 밀려 10주 이내 회복이 어려우면 요즘은 무척 바쁜 시기라 직장을 고려하여 수술하기도 고려하여야 한다. 이처럼 수술은 환자의 상태, 마비감, 직장의 환경 등이 결정적인 영향을 미친다. 그래도 이전처럼 수술을 늦게 권하였다며 화를 내거나 잘못되었다고 말하는 의료 풍토는 사라진 것 같다. 의사는 신중히 생각하여 환자에게 최선의 방법을 권한다. 선진국의 경우에도 1차, 2차 의료진이 있으며 수술이나 MRI를 그리 쉽게 접하지 못하게 되어있다. 수술의 경우는 매우 신중하게 생각하고 결정해야 한다.

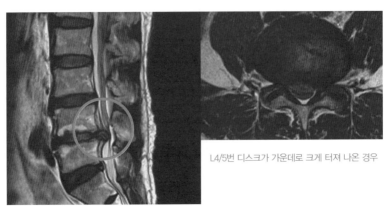

L4/5번 디스크가 가운데로 크게 터져 나온 경우

환자에게 연락이 왔다. 수술은 레이저로 잘 되었고 어느 정도 요통은 남아 있으나 허리는 펴져서 편안히 누울 수 있다고 하였다. 운전하게 되면 인사를 오겠다고 하였다. 다시 발병되면 쇠를 박아야 한다고 했다며 그러기 전에 허리에 조금만 이상이 있어도 필자에게 관리를 받아 다시 수술하지 않겠다고 하였다. 앞으로 재수술 없이 생활하기를 간절히 바란다.

"당신의 허리를 무책임하게 관리하지 말고 책임감 있게 관리하고
살겠다고 결심하여 30년 후에도 건강한 허리를 지니세요.
수술했으면 허리를 1/5만 쓸 각오를 하십시오."

80세 남성의 협착증

대구에서 한평생을 교육자로 보내고 부인과 사별하여 서울의 고급스러운 실버타운에 이사 오신 어르신이 있었다. 이사 온 지 3개월도 되지 않아 필자를 만났다. 사별에 대한 외로움과 대구에 친구를 놓고 오셔서 무척 심한 우울증에 걸릴 수 있는 단계였으며 협착증으로 150~500m를 보행하면 주저앉았다. 요추 5번과 천추 1번의 협착과 혈종이 MRI상에 보였다.

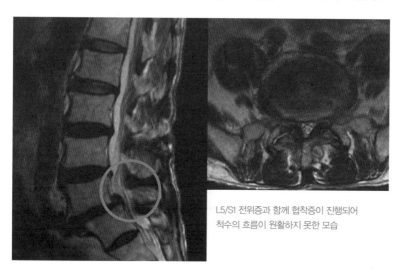

L5/S1 전위증과 함께 협착증이 진행되어
척수의 흐름이 원활하지 못한 모습

원리침 시술 후 15일을 지나면서 점점 호전되더니 한 달 후에는 많이 호전되어 4km를 보행하였고 작은 산도 등산할 수 있게 되었다. 그 이후엔 병원에 오셔서 환자들 카운슬러를 하고 계신다. 이제 농담으로 재밌는 말씀도 하시고 1~2달에 1회씩 식사를 같이 한다. 원리침 시술로 모든 협착증이 치료되진 않지만 분명히 어느 선까지는 도움이 된다. 원리침 시술은 한 분야를 갖게 될 생명력이 있다. 지금은 그 어르신을 만나면 "선생님 이제 여자친구 좀 사귀세요"라고 농담을 건넨다. 혈종을 지닌 한 곳의 디스크성 협착증은 예후가 좋다.

"협착증 시술은 시기가 빠를수록 예후가 좋다."

골프 등 운동을 좋아하여 요추 4/5, 5/천추1 중증성 디스크가 진행된 경우

서초지역 한의원에 다니던 지역 유지 한분이 오셨다. 다니던 한의원 한의사의 소개로 왔다고 한다. MRI상 두 곳에 묵직한 디스크가 척추 쪽으로 밀려 나왔다. 다행히 운동을 좋아하는 분이라 척추에 이동성이 적어서 신

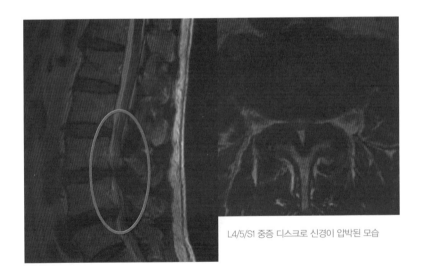

L4/5/S1 중증 디스크로 신경이 압박된 모습

경 주위에 염증이 유발되지 않아 하지통과 요통이 없었다. 환자가 호소하는 증상은 골프 칠 때는 문제가 없는데 30분 보행 시 장딴지에 힘이 없어지면서 통증이 생기는 정도였다.

우선 신경척수가 숨을 쉬고 혈액이 통하여 산소공급이 잘 될 수 있도록 열어주었다. 환자는 근육형이라 원리침도 시술시 통증에 예민할 수 있어서 반수면 마취를 시행하고 시술하였다. 다음날 뻑뻑한 하지통이 소실되고 퇴원하였다.

환자는 질문을 한다. "이제 다 치료된 것인가?" 필자는 치료한 것은 맞으나 완전히 치료된 것은 아니며 1~2개월마다 통원하여 상태가 다시 안 좋으면 또 시행할 수 있다고 답하였다. 이제 협착증으로 가고 있어서 진행을 막는 것으로 길면 몇 년간 증상이 없을 수 있다. 협착증은 완치시키는 것이 아니라 최소 침습으로 진행을 막고 해결해야 하는 것이다. 그런 점에서 원리침도는 부작용도 거의 없고 최소한의 침습으로 통증 없이 여러 곳의 척추 문제를 동시에 해결할 수 있으니 지금까진 매우 멋진 치료 방법이다.

젊은 시절 치료 부위가 협착이 된 경우

70대 남자분이 전화로 필자를 찾았다. "기억하시겠어요? 한○○입니다. 원장님 덕분에 허리를 나아서 잘 살았는데 이젠 협착증이 오고 어깨가 아파서 들지 못하겠어요." 전화를 받고 일주일 후 그 환자분이 오셨다. 88년에 지방대학병원에서 주치의를 하였을 때 진료했던 환자다. 당시 환자는 척추전방전위증 GI단계로 매우 심하여 허리와 좌골신경통이 심하였다. 대략 4주간 입원하고 완치되어 퇴원 후 농사일도 잘하고 지낸다며 때때로 주변 지인들을 소개해 주었던 기억이 있는 분이다.

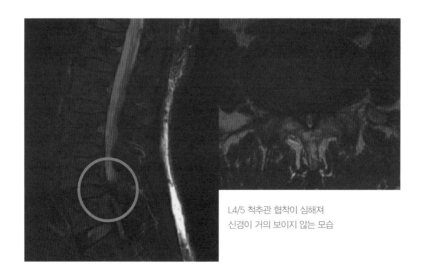

L4/5 척추관 협착이 심해져
신경이 거의 보이지 않는 모습

당시 39세였던 환자는 이제 70대가 되었다. 젊을 당시 치료 부위가 협착이 되어 보행 시 통증과 힘이 없어지고 우견부통과 유착이 있어서 팔이 다 올라가지 않는 상태였다. 협착 부위가 4/5번이고 전위된 형태가 그대로 있었다. 협착 부위를 넓혀주고 막힌 곳을 뚫어주고 어깨는 유착을 송해하여 팔을 올리지 못하는 것을 해결해주었다. 어깨충돌증후군이든 오십견이든 급·만성 관절염과 인대손상 등의 복합증상이다. 운동으로 제한된 근육을 풀어주면 관절염은 서서히 시간이 지나면서 호전되어진다. 단, 시간이 3개월 일 수도 6개월 이내 일 수도 있다.

허리주사로 협착증이 심해진 경우

대전에서 83세 여성이 오셨다. 허리에 주사를 많이 맞은 후 발등이 고춧가루 뿌린 것 같이 통증이 심해 못 살겠다고 하였다. 허리는 4곳이 퇴행성 디스크로 척추액의 흐름이 이미 막혀서 하단 부위가 풍선처럼 부풀어 있었다. 몇 년 전 수술을 하기 위해 수술대에 누웠는데 집도의가 수술을 할 수 없다고 하며 척추강 주사요법을 시행하였다고 한다. 저린 것은 없어졌는데 통증이 계속 있어 며칠 전 허리주사를 받았는데 이후 더 심해져 발등에 고춧가루를 뿌려 놓은 거 같다며 "아이고, 아이고" 신음을 하셨다.

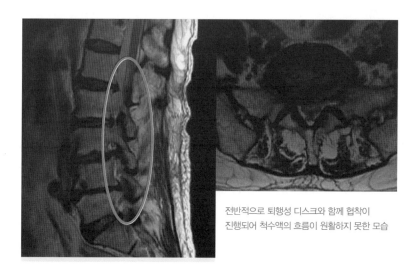

전반적으로 퇴행성 디스크와 함께 협착이
진행되어 척수액의 흐름이 원활하지 못한 모습

연세는 80세이나 화색이 매우 좋아 건강하게 보여서 "어르신, 따님보다 얼굴이 좋으니 치료가 잘될 것 같은데요" 라고 말하였다. 척수에 흐름이 주변의 혈종 즉 정맥의 어혈로 순환이 막혀 부피가 팽창되어 있는데,

주사로 그 부위에 압력을 주어 더 신경에 압력이 가해져서 통증이 가속된 것으로 보인다.

추간판침으로 안쪽의 인대를 박리시키고 내부의 막을 송해시키는 데 힘이 들었다. 젊은이들처럼 부드러운 팽팽한 막이 아니라 석회화되어 딱딱한 막을 뚫는 "퍽퍽" "사각사각" 소리가 났다. 10분쯤 그 부위를 뚫고 나니 환자분이 "아 발등에 통증이 사라졌다"며 신기해하였다. 환자는 며칠간 매우 좋아했다.

그러다 퇴원하고 3일 후에 다시 내원하였는데 어제부터 갑자기 아픈 부위에 통증이 있다고 하였다. 환자의 증상을 들어보니 처음에 치료했던 척추 부위의 위·아래에 있는 척추 쪽으로 인한 통증을 호소하였다. 우리 인간은 심한 부위의 통증을 느끼다가 그 통증이 사라지면 그다음의 통증을 느끼게 되는 것이다. 보호자에게 설명하고 그 부위를 치료하였다. 다음날 통증이 가라앉아 퇴원하였다. 또다시 환자가 방문할지 모른다. 그만큼 협착의 문제는 복잡한 것이다.

노인분들 협착증 부작용

MRI상 협착증이 있고 척추는 돌아가고 디스크가 거의 닳아져서 우하지통을 호소하는 80세 여성 환자가 왔다. 이런 환자도 척추간 인대와 극간 인대를 송해시키고, 척추 사이를 넓혀주는 치료를 해주고, 신경 안쪽을 넓혀주는 황인대와 신경이 빠져나오는 척추뼈 사이를 넓게 하고, 신경근이 부착된 척추관외구의 근육을 송해시키면 대부분 증상이 호전된다.

그러나 신경수초의 탈수초현상과 진통소염제의 주기적인 주입으로 신경이 약해져서 둥근 원리침도로도 부분적 손상을 일으키는 경우가 생기기도 한다. 이러한 경우는 몇 달간 신경염으로 통증이 생긴다. 특히 UFP증후군이라는 것이 있는데 잘 아는 사람의 부탁을 받아 너무 잘 고치려는 의지 때문에 시술시 자극이 강해져서 발생되는 경우이다. 저자의 기억에 8,000명 중 2명이 발생하였다.

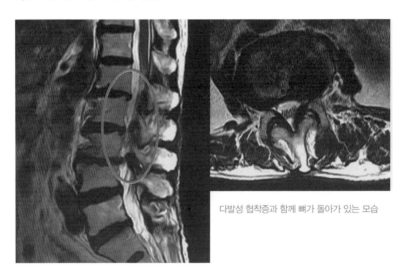

다발성 협착증과 함께 뼈가 돌아가 있는 모습

한 분은 친구의 고모로 해남에서 오신 고귀하고 절제된 품성을 지닌 70대 여성분이었다. 이분은 시술 후 통증이 오히려 심해져서 퇴원했다. 퇴원후 8개월 후에 오셔서 말씀하셨다. 그때 너무 아파서 미안해서 퇴원했고, 3개월 후쯤부터 좋아져 현재는 거의 통증이 없다고 말씀하셨다.

또 한 분은 매우 효자의 어머니로 통증이 심해져서 다른 치료를 권해드렸다. 의사는 잘 해드려 하지만 인체의 미세함 때문에 역효과가 나는 경우가 있다. 이런 경우에 매우 난감하고 좌절감이 심해진다.

이후 75세 어르신들은 치료율이 낮고 효과가 없더라고 매우 조심스럽게 60세 이하 환자보다 부드럽게 치료하는 것을 원칙으로 한다. 그리고 보호자와 환자가 동의해야만 시술하겠다고 결심했다. 하지만 혈액이 만성적으로 가질 않아서 오는 무균성 염증을 일으키는 신경염은 신경자극인 촉격술과 신경유착 부위를 풀어주어야 효과를 볼 수 있다. 그래서 항상 긴장감을 유지하고 진료를 해야 한다.

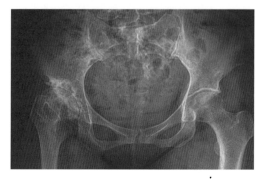

오른쪽 대퇴골두가 괴사되어
변형되어 있고 두꺼워져있는 모습

우측고관절괴사를 지닌 여성 환자

우측고관절괴사 환자인 40세 여성이 양반다리 자세가 되지 않고 보행 시 통증이 온다고 내원하였다. 어렸을 때부터 시작되었는데 결혼 후에 심해졌다고 한다. 누워서 다리를 편 채로 우측다리를 구부려서 발목을 무릎에 대고 우측 무릎을 바닥에 닿게 할 때 통증과 운동제한이 되어 펴지지 않는 상태였다.

이 경우에는 수술로 고관절을 인공으로 바꾸는 치환술을 하는데 보통 10~15년 후에 재수술을 하게 된다. 그런데 100세 시대에 10~15년 후에 수술하게 되면 50~55세이다. 임상에서 2차 수술 후에는 고관절이 완전히 회복되지 않고 움직일 때마다 덜커덕거리는 소리가 들린다고 호소한다. 환자들은 수술을 일찍 하라는 의사도 있고 늦게 하라는 의사도 있다고 말하면서 어떻게 해야하느냐고 필자에게 물어본다. 생각 하건데 10~15년 후 2차 수술하면 예후가 좋지 않고 다음에 고장 나는 시기가 빨라질 수밖에 없지 않은가? 그렇다면 답은 뻔하다. 수술을 최대한 늦추거나 평생하지 않을 수 있다면 행운이 아니겠는가. 그렇다면 대안이 있어야 한다.

고관절 괴사의 문제점은 크게 두 가지로 나뉜다. 첫 번째는 뼈의 괴사이다. 뼈에 혈액순환이 되질 않아서 뼈에 혈액이 공급되도록 해주는 것이 필요하여 대퇴골에 구멍을 뚫어 혈액순환이 되면 통증이 사라지는 경우가 있다. 두 번째는 주변 연부조직의 문제이다. 대퇴골두 머리부위가 소켓처럼 끼어있고 그 주변에 인대와 근육층이 있는데 이 부위가 괴사되어 반흔화되면 통증이 심해진다. 이 연조직부위를 송해시켜 혈액순환이 잘되도록 하면 큰 통증과 관절운동이 좋아진다. 치골 유착 부위, 대퇴골두 측면 후면 유착 부위를 송해시키는 치료를 하여 진행을 막고 호전되게 하여 주는 방법으로 증상이 있을 때만 1~2년에 한 번씩 혹은 연 3회 시술해주면 소기의 목적에 도달할 수 있는 것이다.

환자를 보자면 대퇴골괴사증 상태에서 더 진전 없이 잘 유지하고 사는 환자도 많이 볼 수 있다. 너무 급하게 수술을 결정하지 말고 서서히 생각하면 여지가 많다. 평상시에도 아침저녁으로 고관절 부위를 수시로 마사지해주고 반신욕을 통하여 혈액순환을 원활하게 해주는 것이 좋다. 특히

술과 담배는 매우 해롭다. 술은 괴사를 촉진시키고 소주 1병을 10년간 매일 마시면 이 병이 발병되기도 하고 담배는 혈액순환장애를 일으켜서 분명히 병을 악화시킨다. 항상 즐거운 마음으로 "이 정도이길 얼마나 다행인가"라고 즐겁게 적응하면 우울증도 없어지고 당당하게 사는 재미가 있을 것이다.

재수술이 어려운 경우

이 여성은 농촌에서 일을 많이 하셨다. 다리 통증과 허리가 아프자 자녀들 덕분에 2010년 서울 큰 병원에서 수술한 후 일을 놓으시고 소일거리만 하면서 잘 지냈다. 그러다 5년 전부터 다리가 다시 저리고 아프기 시작했다. 수술병원에서 척추 4/5번에 나사를 박는 융합술을 하여서 재수술이 어렵다고 했다. 진통제와 주사치료로 간간이 생활하다 허리가 자꾸 구부

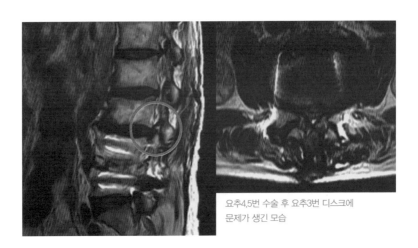

요추4,5번 수술 후 요추3번 디스크에
문제가 생긴 모습

러져서 요통까지 심해지자 필자를 찾아왔다.

　MRI로 살펴보니 수술한 부위 바로 위의 3/4번의 디스크가 터져 나왔다. 척추의 3/4번 치료 후 하지통은 감소하였으나 요통은 약간만 감소되었다. 수술한 환자는 역시 수술했던 척추 상하 부위에 문제를 일으킨다. 다시 수술하지 않고도 원리침으로 막힌 곳을 뚫어주고 열어주는 치료로 효과를 볼 수 있다. 수술후유증 환자는 완치가 아닌 큰 통증만 줄여주는 데도 시술의 목적이 있다.

척추전방전위증과 협착증 환자 예후

　부안군 위도에 사는 박용환 씨는 4/5부위에 척추전방전위증과 협착증이 진행된 환자이다. 2011년부터 요통, 양하지방사통, 골반통 특히 양 족 저부 감각이 떨어지고 서 있으면 요통이 진행된다. 2013년 7월에 침도 치료하였으며 10월에 2회 시술 후 양 발바닥에 감각이 많이 돌아왔다고 한다. 서 있을 때 허리 통증도 시간이 많이 지난 후 호전됐다고 하였다.

　이렇듯 협착증 환자의 발바닥 증상도 호전되는 경우도 또한 그렇지 않은 경우도 있다. 치료 후 3~6개월간 시간을 보면서 지켜볼 필요가 있는 것이다. 섬에서의 어부생활은 허리를 다치기가 매우 쉽다. 허리 벨트를 매고 일하실 것을 권한다.

허리협착증과 퇴행성소관절염 환자

40년 전 허리디스크로 3개월간 누워서 지내다 호전되어 경남 하동에서 농사일을 하는 OOO 환자는 허리요통이 하지통보다 문제였다. 그 환자는 요추 4/5와 3/4 사이 척추관절염이 진행된 것이다. 이런 환자는 척추 사이 인대를 늘려주고 소관절낭을 치료해주면, 새 혈관이 생기고 관절낭이 회복되고 굳어진 요부 근육이 이완되어 허리 통증이 호전될 수 있다. 허리 근육은 척추뼈와 같이 다니면서 한번 다치면 같이 잘 신축되질 않아서 요통을 호소한다. 허리를 밟아주면 매우 효과적이다.

교통사고 후유증

교통사고 후유증의 무서움은 언제, 어떤 식으로 나타날 지 모른다는데 있다. 비교적 가벼운 추돌 사고로 치료를 제대로 받지 않았다가 평생 후유증에 시달리는 경우도 적지 않다. 후유증이 발생하는 곳은 특정 부위에 국한되지 않는다. 머리서부터 발끝까지, 혹은 온몸까지 복합적이다. 환자들은 유령과 싸우는 듯 정체불명의 고통에 시달린다.

희소식이 하나 있다. 침도가 교통사고 후유증을 정복하는 단계에 접어들었다. 이건목 서울원광한방병원 원장의 침도 시술을 받고 회복된 교통사고 후유증 환자들의 체험담은 귀를 의심하게 할 정도다. 어둡고 찡그린 표정을 떨쳐버리고 밝은 미소를 되찾은 세 명의 환자들을 최근 만났다.

사례 1

서울 강남구 서초동에 사는 주부 김남희(54)씨는 지난 21년 동안 고속도로를 오가며 네 차례의 크고 작은 교통사고를 당했다. 지난 1991년 전북 군산산업도로에서 충돌사고로 늑골 2개가 부러지는 중상을 당한 것이 가장 큰 사고였지만 2011년 8월 4일 원주고속도로에서 소형차를 타고 가다 추돌을 당한 사고가 더해지면서 몸에 이상이 본격적으로 나타나기 시작했다. 지난해 10월부터 왼쪽다리에 마비증세가 왔다.

그 날 아침 일어날 때 두 번이나 넘어질 뻔했다. 왼쪽 엄지발가락과 발바닥 감각이 둔탁해진 탓이었다. 걸을 때는 좀 괜찮은 것 같다가도 침대에 누워서 몸을 뒤척이면 눈물 날 정도로 통증이 심했다. '더 이상 안되겠다'는 생각이 들었다. 마비 증세가 더 심해졌다.

수소문 끝에 이건목 서울원광한방병원 원장을 찾아간 그는 올 1월 22일 1차 허리 침도를 받았다. 김씨는 "기적같이 시술대에서 내려오자마자 엄지발가락이 따뜻해졌다. 감각이 살아서 피가 순환되는 걸 느꼈다"면서 "허리 통증도 사라졌다. 피 순환이 되면서 혈색도 돌아와 너무 기쁘다"라고 밝혔다.

사실 김씨의 허리 상태는 일반적인 디스크 탈출보다 훨씬 심각했다. 요추 4·5번이 붙은 상태에서 5번의 위치가 50% 정도 앞으로 밀린 척추전방전이증이었다. 이 원장은 "연속된 교통사고로 인해 디스크가 조금씩 터져 만성 통증을 유발됐고, 뼈가 밀리면서 신경을 눌러 엄지발가락에 감각이 없어졌다"면서 "김씨는 침도가 아니었다면 큰 수술을 받아야 했다. 힘든 일 할때마다 뼈가 밀린 탓에 환자는 항상 불안했을 것"이라고 설명했다.

김씨는 허리 침도 이틀 후 목 침도도 받았다. 목 디스크가 터지진 않았지만 목을 움직이는데 어려움이 많았기 때문이다. 자신을 '행운아'라고 지칭한 그는 "목 침도 후 사흘은 머리가 좀 울리는 것 같았지만 지금은 말끔해졌다. 아무리 목을 돌려도 아프지 않다"면서 "이건 내가 안해보면 믿지 못할 일이다. 일단 상담받는 게 행복을 찾는 길"이라고 전했다.

사례 2

오산에서 사무직을 하는 박소영(40)씨는 두 번의 교통사고로 끔찍한 시련을 겪었다. 7년 전 5톤 덤프트럭이 미끄러지면서 그의 차를 추돌했다. 그 이후로 왼쪽 다리가 절이기 시작했다. 한 달이 지나면서 왼쪽 발바닥과 다리가 동시에 절였다.

그로부터 2~3년이 후의 일이다. 조카를 앉아서 목욕시키고 있는데 '삐걱' 소리가 났다. 이상한 기분이 들었다. 허리가 너무 아파서 잠을 잘 수 없었다. 동네 병원에서 디스크 판정을 받고 서울의 한 병원에 입원했다. 한 달이 지나면서 중이염이 왔고, 여러 약을 먹어 병원에서 기절했다. 허리 통증 때문에 앉을 수도 없었다. 병원 측은 "다 치료했으니 나가라"는 말만 되풀이 했다. 박씨는 "아픈데 어딜 나가냐"며 버텼지만 몸은 점점 허해졌다. 2년 반 전, 지인의 소개로 이 원장에게 침도를 받은 후 허리통증이 없어졌다.

교통사고의 악몽이 또 찾아왔다. 지난해 10월 19일 박씨의 차는 끼어들기 차량과 충돌하면서 화단을 들이박았다. 허리와 목 디스크 이상으로 손바닥·발바닥이 전기 오듯 찌릿찌릿했다. 동네 병원에서 6일 만에 퇴원했고, 한의원에서 지어준 약을 먹은 후 빨간 어혈이 머리부터 발끝까지 뒤덮었다. 부작용이었다. 목 디스크로 인해 엄청난 두통과 함께 앞이 안 보이는 증세도 나타났다. 눈을 뜨면 사물이 흐릿하고, 겹치고, 뿌옇기만 했다. 쓰러지기 일보 직전이었다.

박씨는 이 원장에게 달려갔다. 지난해 12월 4일 첫 침도 이후 통증의 상당 부분이 잡혔다. 어혈에서 벗어난 그는 "목과 허리 침도를 받은 직후 그 부위에 통증이 좀 있었다. 퇴원하고 집에 가니 점차 통증이 없어졌다"면서 "최악의 상황에서 와서 많이 좋아졌다. 침도는 일반 병원의 치료로 해결하지 못했던 것을 고칠 수 있는 기술"이라고 평했다.

사례 3

부산에서 식당업을 하는 이명옥(54)씨는 지난 2011년 10월 18일 교통사고를 당해 일자목(정상적인 목은 'C'자 형태)이 됐다. 신호대기로 정지해 있는 이씨의 소형차를 뒷차가 추돌했다. 뒷범퍼만 갈은 비교적 경미한 사고가 그를 그처럼 괴롭힐 줄은 아무도 몰랐다. 머리가 띵하고 귀가 멍하게 아프면서 얼굴 앞면이 빠지는 듯한 통증에 시달렸다. 음식물을 씹을 때 더 아팠다.

부산 지역의 한 병원은 뇌진탕 증후군이라고 설명했다. 한편 이비인후과 쪽에선 아무 이상이 없다고 진단했다. 치료받은 지 보름이 지나도 증세는 점점 나빠졌다.

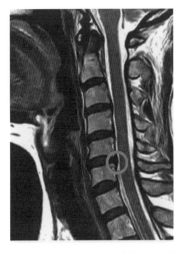

5번 6번 목디스크와 함께 경추가 틀어짐

이씨는 물어 물어, 마지막 희망을 품고 서울원광한방병원에 갔다. 올 1월 3일 목 침도를 받자마자 두통과 함께 얼굴 앞면이 빠지는 듯한 통증까지 대번에 없어졌다. 삶의 의욕을 빼앗아갔던 머리 통증이 사라지니까, 이번엔 허리 통증이 왔다. 그동안 두통이 워낙 심해 상대적으로 약했던 허리 통증이 고개를 처들었다. 4일 허리 침도 직후 아픈 부위가 씻은 듯 가셨다. 허리 통증이 없어지니까, 안전벨트를 맸던 부위의 통증이 크게 느껴졌다. 8일 이건목 원장은 이씨에게 등쪽에 수침을 놓았다. 수침으로 안전벨트 부위의 통증이 약 80% 사라졌다.

이씨는 "침도를 받기 전에는 그냥 죽었으면 좋겠다고 생각했다. 용기만 있었다면 그랬겠지만 곧 시집 보낼 딸애 때문에 그럴 수가 없었다"면서 "지금은 너무 너무 좋고, 감사하기만 하다. 이렇게 할 수 있다는 게 놀랍기만 하다"고 전했다.

[이건목 원장 Q&A]

Q. 교통사고로 심한 두통이 오는 이유는 뭔가요?

A. 교통사고로 자율신경이 교란될 수 있습니다. 어깨의 삼각근 등 일반 근육들은 관절·근육통만 유발하는데 비해서 목의 흉쇄유돌근과 어깨의 승모근은 특이하게도 뇌신경의 지배를 받습니다. 흉쇄유돌근이나 승모근에 문제가 오면 어지럼증과 귀울림 등의 증상이 생길 수 있습니다. 목 침도로 그러한 증상들을 바로잡을 수 있습니다.

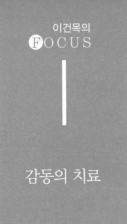

이 세상에서 환자의 눈물만큼 진실한 게 있을까. 아파서 흘리는 눈물은 참을 수 없는 고통을, 병마를 이긴 눈물은 감동과 환희를 담고 있다. '침도의 메카'인 서울원광한방병원에선 여러 병원을 전전하면서 회복의 희망을 잃어가던 환자가 회복돼 감격의 눈물을 흘리는 일이 종종 일어난다. 아픈 부위도 각양각색. 이건목 원장의 침도를 받고 회복돼 기쁨의 눈빛을 반짝반짝 빛낸 세 명의 환자들을 최근 서울원광한방병원에서 만났다.

사례 1

강북구 수유리에서 식당을 운영하던 조필숙(52)씨는 양쪽 무릎에 퇴행성관절염이 나타나 걷지를 못했다. 이로 인해 온 가족이 생계에 위협을 받게 됐다. 투병 중인 남편을 돌보면서 생계를 책임지는 건 오로지 그의 몫이었다.

서서 일하다가 무릎이 아프기 시작한 지 3년. 하루 빨리 낫고자 했던 조씨는 3년 전에 이어 지난해 6월 5일에도 모 병원에서 무릎 관절경 수술을 했다. 그러나 수술 후 물이 차올라 여러 병원을 돌아다녀야만 했다. 노인들이 이용하는 찜질 치료방에 다니며 무릎을 지져보기도 했다. 무릎 위로 물이 차있고 항상 무릎이 벌겋게 부었다. 걸을 때 무릎이 안 펴져 절름거리는 단계까지 증세가 악화됐다.

조씨는 "관절경 수술을 하고도 너무 아팠다. 그 병원에서 인공관절 밖엔 방법이 없다고 했을 때 억장이 무너지는 것 같았다"면서 "내가 일해서 벌어먹고 살아야 한다. 인공관절을 해야 한다는 이야기를 들었을 때 내가 너무 늙어버렸다는 사실에 참을 수 없이 슬펐다"고 당시를 회고했다.

찜질 치료방에서 만난 한 할머니는 다른 치료법이 있다며 조씨에게 귀띔해 주었다. 그것이 침도였다. 조씨는 지난 3월 7일과 12일 서울원광한방병원에서 각각 왼쪽과 오른쪽 무릎 침도를 받았다. 침도 직후 무릎이 가벼워지고 무릎에 물이 빠졌다. 상대적으로 증세가 덜 했던 오른쪽 무릎은 왼쪽 무릎에 비해 회복이 훨씬 더 빨랐다.

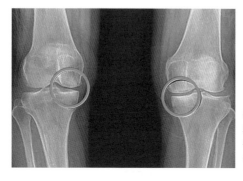

왼쪽은 침도 시술 전.
오른쪽 사진 침도 시술 후
무릎 내측 관절 간격이 넓어진
것을 확인할 수 있다.

그는 침도 시술 후 찍은 엑스레이를 보며 감격의 눈물을 터트렸다. 침도 시술 전 위, 아래로 거의 맞닿은 것처럼 보이던 무릎 내측 관절 간격이 넓어져 있는 걸 육안으로 식별할 수 있기 때문이었다. 지금은 펴지도 못했던 왼쪽 다리 하나로 온 몸을 지탱해 서있어도 문제가 없게 됐다.

조씨는 "이건목 원장에게 너무 감사할 뿐이다. 무릎이 정상의 80%로 회복됐을 뿐 아니라 편하게 걸을 수 있다"면서 "이제 희망이 보인다. 몇 달 후에 한 번 더 하면 완전히 좋아질 것 같다는 자신감이 들어 가슴이 벅차다"고 전했다.

사례 2

"말 하지 못할 정도로 좋아졌다. 마술 부리는 줄 알았다. 그 정도로 침도 효과가 좋다."

서울 동서울우편집중국에서 편지 분류일을 하는 김명자(56)씨는 활짝 웃는 표정만큼이나 걸음도 날아가듯 사뿐사뿐했다. 침도를 받기 전까지 제대로 걷지도 못하고 엉덩이뼈가 아파 앉지도 못했다는 그의 말을 믿기 어려울 정도였다.

허리가 삐끗한 건 지난해 5월 무렵. 한의원에서 침을 맞으며 견뎌봤지만 별효과가 없었다. 올 2월 결정타가 날아들었다. 우편 처리 속도가 빠른 기계가 그에게 배당됐다. 다른 동료들에게 피해를 줄 수 없어 그 기계를 맡았다가 손목도 다치고 허리가 급격히 나빠졌다. 게다가 오른쪽 엉덩이뼈가 아파오기 시작하면서 양쪽 엄지발가락에 감각이 없어졌다.

김씨의 집안사람들은 이미 침도의 효능을 체험했다. 82세인 그의 어머니가 침도 후 기적처럼 발을 뗐고, 목디스크에 시달리던 여동생이 한 차례 침도로 목이 확 좋아진 사실을 알고 있었기 때문이다. 병가를 20일 낸 그는 지난달 17일 입원했고 두 차례의 침도 후 언제 그랬냐는 듯 완쾌했다. 김씨는 "정말 '뿅'하는 것처럼 좋아졌다. 젊은 지성으로선 도저히 이해 안 되는 일일 것"이라면서 말했다.

그가 입원 중 함께 병실을 쓰던 나머지 세 명도 하루·이틀 만에 좋아져 퇴원해버렸다. 김씨는 "모두가 아프지 않게 살아야 대한민국이 밝아진다. 의심하지 말고 와보라"면서 "침도가 의료보험이 된다면 많은 환자가 혜택을 받게 될 거다. 침도가 의료보험을 적용받을 수 있도록 해달라는 편지를 보사부 장관에게 보내겠다"고 밝혔다.

사례 3

직업 군인으로 30년가량 복무한 정순국(73)씨는 베트남 전쟁에서 말라리아에 4번이나 걸려 죽다 살아난 역전의 용사였지만 급성디스크 앞에는 맥을 추지 못했다. 왼쪽 허리부터 다리 끝까지 절이고 당기는 증세가 나타난 건 3~4년 전. 아팠다, 안 아프기를 반복하는 동안 침을 맞으며 견뎠고, 운동을 하면 일시적으로 통증이 사라지는 것 같기도 했다.

그는 올 1월 파주통일전망대 부근에서 운동을 할 때 오른쪽 허리를 삐끗했다. 느낌이 아주 좋지 않았다. 어느 날 심한 통증이 오른쪽 허리를 지배하더니 갑자기 왼쪽으로 옮겨갔다. 이상한 일이었다. 눕거나 앉아있을 땐 하나도 아프지 않았는데, 앉았다가 일어나거나 누웠다 일어날 땐 힘들었다. 10분 걸으면 절이고 당기다가, 또 10분 지나면 싹 풀리기도 했다. 그래서 MRI를 찍지 않았다.

지난달 초 화장실 좌변기에서 일어나던 그에게 불행이 닥쳤다. 양쪽 허리가 시큰거리고 찌릿하더니 몸이 주저앉아졌다. 그는 한쪽 엉덩이만 화장실 바닥에 대고 기어갔다. 발을 디딜 수 없었다. 시간이 지나자 꼽추처럼 허리를 잔뜩 구부리고 걷는 자세가 굳어져버렸다.

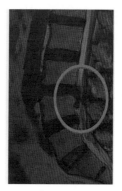

MRI 판독 결과 요추 3·4번 급성디스크였다. 요추 4·5번도 터질 가능성이 있었다. 지난달 19일 서울원광한방병원 이 원장이 그에게 1차 침도를 했다.

정씨는 "1차 침도 직후 허리가 펴졌다. 아주 편하게 입원실까지 걸어 올라갔다"면서 "오른쪽에 약간 찌릿한 건 남아있었다"고 말했다.

MRI. 요추 3·4번 디스크가 완전히 터져 흘러내린 것을 볼 수 있다.

나흘 후 2차 침도가 있었다. 정씨는 "정상이 100%라면 지금 80%쯤 돌아왔다. 내가 여기 온 사이 하루·이틀 만에 환자들이 나아가는 모습을 보고 신기하게 생각했다"면서 "침도는 남들에게 권할 만한 기술이다. 목도 안 좋은데 시간을 두고 목도 침도로 고치고 싶다"고 전했다.

[이건목 원장의 Q&A]

Q 침도로 무릎 연골을 재생할 수 있나요?

A 침도로 인해 연골이 재생되는 건 아닙니다. 하지만 죽어있던 세포가 살아나 막이 생깁니다. 뼈끼리 직접 부딪히지 않기 때문에 통증이 확연히 줄어듭니다.

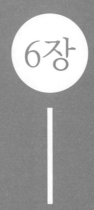

6장

기억에 남는
환자들 II

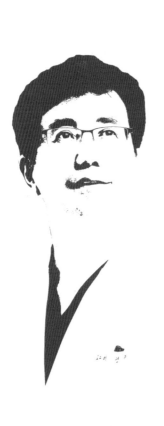

중풍 환자, 'ㄱ자' 허리 펴지는 고모 보고 선택

인체의 중심이라는 허리, 허리가 아프면 앉아있어도 고통, 걸어도 고통, 심지어 누워도 고통이다. 이들은 모두 앉으나 서나 힘들고 괴로워 죽을 지경이라고 호소한다. 그래서 병원을 찾아가면 수술 밖에는 답이 없다는 진단을 듣고 절망에 빠지는 경우도 많다. 하루빨리 고통에서 벗어나고 싶지만 완쾌가 쉽지 않고 위험하다는 인식이 크기 때문. 이런 경우 원리침이 대안이 될 수 있다. 원리침은 허리 부위를 절제하지 않아도 되고 오랜 기간 입원할 필요도 없기 때문이다. 다만 침 자국이 남고 한 번 시술로 효과가 나타나지 않을 수 있다. 원리침 시술을 받는 환자들의 이야기를 들어봤다.

사례 1 / 장OO · 장OO 씨

입원병동 옆방에 나란히 묵고 있는 장OO(59) 씨와 장OO(74) 씨는 알고 보니 고모와 조카 사이. 충북 청주에 살고 있는 장OO 씨는 고모 장OO 씨 덕분에 원리침 시술을 알게됐다.

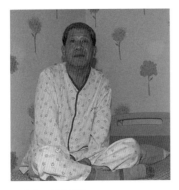
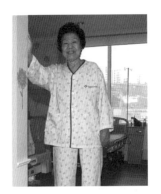

장○○ · 장○○ 환자

장○○ 씨는 십여 년 전 뇌경색이 오면서 반신불수가 됐다. 전혀 거동도 못할 정도로 심하지는 않았지만 왼쪽 팔과 다리의 거동이 몹시 불편한 지경에 이르렀다. 왼쪽 손가락은 펼 수가 없어 언제나 주먹 상태를 유지하고 있고 왼쪽 다리 역시 쉽게 펼 수 없었다.

이를 조금이라고 고쳐보려고 전국에 좋다는 데는 안가본 곳이 없었다고한다. 한방이면 한방, 양방이면 양방 가리지 않고 유명하고 잘 고친다는병원은 다 찾아다녀봤지만 딱히 개선되지 않던 중 한동네에 살고 있던 고모 장○○ 씨를 보고 눈이 번쩍 뜨였다.

올해 74세인 고모 장○○ 씨는 허리 디스크로 30여 년을 앓아왔는데 원리침 시술 덕에 상태가 눈에 띄게 호전된 것. 그 동안은 허리가 아파 펴지를 못하고 거의 'ㄱ'자로 구부리고 걸어다녔는데 원리침 시술을 받고 허리를 꼿꼿히 펴게 된 것이다.

이를 옆에서 지켜보고 깜짝 놀란 장○○ 씨는 고모가 2차 시술을 받기위해 서울에 올라간다고 하자 자신도 병원에 접수를 해달라 부탁했고 지난해 11월 처음으로 원리한방침과 접하게 됐다.

이건목 원장은 처음 진료를 하던 날 "완치가 되려고 올라왔으면 다시 내려가는게 좋겠다"고 말했단다. 디스크 협착증 환자는 시술 가능하지만 풍환자는 자신이 없다는 설명이었다. 하지만 장OO 씨는 실망하지 않고 "완치가 되지 않아도 좋으니 시술하고 싶다"고 말했고 그날 수술대에 누웠다. 당장 다음날 부터 그의 손가락이 펴지기 시작했다. 움직이기 힘들었던 왼쪽 다리도 수월하게 굽혔다 폈다가 가능해졌다.

이처럼 놀라운 경험을 하고 나자 망설일 이유가 없었다. 다음달 2차 시술을 받았다. 그리고 1월 또 한 번 시술을 받았다.

이제는 지팡이 짚고 걸어다닐 정도는 된다. 마음 같아서는 날아다니는 것 같다는 설명. 손도 마찬가지다. 주먹만 쥐고 살다가 손가락이 불편하지만 펴지니 이제는 운전도 가능하단다.

장OO 씨에게 원리침 시술을 권한 장OO 씨는 옆에서 "원리침 덕분에 요즘 우리 사이가 아주 좋다"고 활짝 웃는다.

장OO 씨는 30여 년 간 허리 통증으로 고생했다. 마흔즈음부터 허리가 너무 아파 거의 펴지를 못하고 살았다고 한다.

참다참다 종합병원에서 MRI를 찍었더니 디스크 2, 3번이 문제라며 수술을 권했다. 하지만 수술은 무서워 망설이고 있던 차 동네 복지관에서 한 할머니가 원리침을 소개해 반신반의하는 마음으로 찾았다.

시술을 받은 날 직후부터 허리가 펴지는 경험을 했다. 워낙 오랜시간 아파왔던 터라 허리 부분이 감각도 없었는데 어느 정도 감각도 돌아왔다.

한달 있다 또 다시 원리침 시술을 받았다. 이젠 허리가 반듯하게 펴질 뿐 아니라 잠자는 데도 불편함이 없다.

다들 수술을 권할 때 시술만으로 효과가 있다는 원리침에 반신반의했지만 이젠 그때 왜 그런 고민을 했나 싶을 정도다. 하루라도 빨리 해서 하루라도 더 편하게 살아볼껄 아쉬움도 남는단다.

장OO 씨는 "조카(장OO 씨)가 저 덕분에 새로운 삶을 살게 됐다고 엄청나게 고마워 하더라구요. 저도 새 삶을 살게 된거 같아 기쁘답니다"라고 말했다.

사례 2 / 박OO 씨

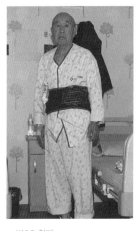

박OO 환자

경남 하동 사는 박OO(76) 씨는 2년 전부터 부쩍 아픈 허리 때문에 고생이 심했다. 허리를 자주 쓰는 일을 하다 보니 그러려니 했지만 통증이 참을 수 없을 지경에 이르렀고, 그 통증을 참기 위해 술을 진통제 삼아 먹어보기도 했다.

참다참다 병원을 찾으니 링거와 얼음찜질이 다였다. 이 덕분에 통증이 사라지는 것도 잠시, 집에 돌아오면 다시 진통이 시작되고 다리가 부어 가만히 앉아있기도 힘들 지경이었다. 동네 한의원에 다니면서 침도 맞아봤지만 별 뾰족한 해결책이 되지는 못했다.

그러다 동네 청년으로부터 원리침 시술에 대한 설명을 듣고 밑져야 본전이라는 생각에 병원을 찾았다.

병원 문을 들어설 때만 하더라도 칼을 댄다고 하면 수술을 하지 않으려고 했는데 설명을 들어보니 전혀 걱정할 필요가 없겠다는 생각이 들었다.

며칠 뒤 시술을 받은 박OO 씨는 "통증이 거의 사라져 꿈만 같다"고 했다. 허리 통증은 느낄 수가 없고 그동안 끊임없이 괴롭히던 저림 증상도 거의 없어졌다.

박OO 씨는 "지금 뒤돌아보니 그동안 병을 키웠던거 같다"며 "진작 원리침 시술을 알았더라면 고생도 하지 않고 좋았을텐데"라고 말했다.

지금은 그저 걸어만 다녀도 기분이 좋고 무슨 일을 해도 마음이 편해졌다는 그는 "통증이 없어지니 걱정도 없어졌다"고 활짝 웃었다.

[전문가 Q&A]

Q. 장OO 씨처럼 풍을 맞은 경우에도 원리침을 맞으면 모두 움직일 수 있나요.?

A. 그렇지는 않습니다. 중풍으로 신경이 손상되어 마비가 된 경우에는 원리침 시술을 한다고 움직일 수 있는 게 아닙니다. 장OO 씨의 경우 중풍이 왔지만 신경이 손상된 것이 아니고 왼쪽이 마비가 되어 오래 움직이지 못하다 보니 근육이 굳어진 케이스입니다. 운동 신경이나 감각 신경이 다친 것이 아니라 근육이 굳어서 못쓰게 된 경우이지요. 원리침은 이 굳어버린 근육을 풀어주는데 사용됐습니다. 관절이나 근육 사이 사이에 강직 현상이 온 것을 침을 넣어 근육결 하나 하나를 풀어준 것이지요. 쉽게 말해 근육이 풀어져서 어느 정도 움직이게 된 것이라고 이해하면 됩니다.

**뭉툭한 도침으로
튀어나온 디스크
제자리로 …
신경 손상 無**

뼈가 약한 여성들에게 인기

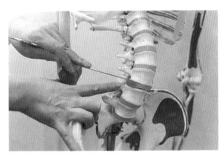

이건목 이건목한방병원장이 끝이 뭉툭한 둥근 도침으로 디스크를 원래 자리로 밀어내는 치료를 시연하고 있다.

허리 통증은 대부분의 사람들이 살면서 한 번은 겪게 되는 증상이다. 특히 사무직 직장인들의 근골격계 통증은 과도한 업무, 잘못된 자세, 신체 활동 부족 등으로 인해 생긴 일종의 직업병이다.

먼저 목이나 허리가 아프다면 평소 자세가 잘못됐을 가능성이 높다. 척추는 구조의 특성상 허리를 세우고 어깨를 펴고 바른 자세로 앉으면 머리와 상체의 무게가 척추 전체에 골고루 분산된다. 그러나 고개를 앞으로 내밀거나 허리가 구부정하면 척추가 기울어져 특정 부위에 부담이 온다. 이로 인해 요추(허리뼈)에 무리가 가면 허리 디스크와 같은 척추 질환이 생길 수 있다.

허리 디스크는 척추뼈 사이에서 튀어나온 디스크가 인근 신경을 압박해 허리 통증과 함께 엉덩이, 허벅지, 발 쪽으로 통증이 생기는 질환이다. 이러한 통증은 피로를 유발하고 집중력을 떨어뜨려 업무에도 상당한 지장을 준다. 심할 경우 생계에 지장을 받기도 한다.

2000년대 들어서도 척추 문제들은 수술로 해결을 많이 했다. 후궁절제술, 인공디스크 삽입술, 척추 유합술 등이 대표적이다. 그런데 수술을 하면서 절개된 조직들이 유착돼 문제가 되는 경우가 있다. 또 뼈의 일부분 또는 디스크를 절제하거나 가열하면서 척추 관절의 불안정성이 생길 수 있다. 수술의 여파로 다른 부분의 디스크가 다시 빠르게 퇴행하는 문제도 있다.

이런 이유로 최근에는 비수술적 요법이 주목을 받고 있다. 비수술적 치료는 디스크를 치료할 때 신경을 건드리지 않는 것이 가장 중요하다. 하지만 지금까지 개발된 비수술 치료도 신경을 손상시킬 가능성이 있다. 신경이 손상되면 재생이 잘 안되는 경우가 많다.

최근 한 TV 프로그램에서 척추 관절병원의 과잉 진료 실태가 공개돼 충격을 주기도 했다. 환자의 상태에 상관없이 비싼 비수술적 시술을 권하는 일부 병원의 모습이 그대로 전파를 탔다.

실제 진료를 하다 보면 척추 비수술 치료에 대해 궁금해하는 환자들이 많다. 그중에서도 "수술과 비수술 중 어떤 것의 효과가 더 확실한가"라는 질문을 가장 많이 한다. 답변을 하자면 수술과 비수술 중 어느 것이 더 효과가 있다고 단정하기는 어렵다. 질환의 진행, 통증 정도 등 환자의 개인 상태에 따라 치료법을 결정하는 것이 좋다.

이러한 상황에서 한의학적으로 주목을 받는 치료법이 있다. 이건목원리 한방병원의 둥근 도침 치료다. 둥근 도침은 끝이 뭉툭한 침이다. 디스크가 신경을 누르지 않도록 원래 있던 공간으로 밀어 내거나 신경 주변을 넓히는 치료법이다. 둥근 도침으로 신경, 혈관 손상 없이 환부에 들어가서 엉킨 것을 풀어준다. 이 때문에 부작용 우려가 다른 비수술적 치료보다 적다는 게 병원 측의 설명이다. 이 둥근 도침은 국내 식품의약품안전처의 허가를 받은 것이다. 국제적인 SCI급 학술지에 실렸고, 미국 특허까지 받았다.

둥근 도침 치료의 가장 큰 장점은 수술을 하지 않고도 신경이나 디스크에 손상을 주지 않고 척추관 내부의 구조적인 치료가 가능하다는 것이다. 디스크가 튀어나오거나 인대가 두꺼워져 신경을 압박하는 상황에서 둥근 도침을 이용해 디스크를 제자리로 밀어 넣거나 인대를 느슨하게 만들어줌으로써 신경이 최소한으로 피할 공간을 만들어준다. 신경이 압박받는 상황이 해소되도록 하는 것이다.

둥근 도침 치료 시간 또한 15분 정도로 짧고 간단해 치료 후 바로 보행 및 일상생활을 할 수 있다. 혹시라도 재발하더라도 언제든지 간단하게 다시 둥근 도침, 약침과 한약치료를 받으면 된다.

여성 노인에게 효과적

둥근 도침은 나이가 많은 여성들에게 효과적일 수 있다. 여성 노인은 뼈가 약해 나사못을 박는 수술을 할 수 없는 경우가 많다. 나사를 박는 수술을 하더라도 나이가 들면서 뼈가 약해져 2차적인 문제가 발생하기 쉽다.

이건목 원장은 "뼈가 약한 여성 노인들의 경우 뼈를 손상시키지 않고도 문제되는 공간을 넓혀주는 방법으로 접근이 가능하다"며 "주사약물 치료로 효과를 보지 못해서 수술이 필요한 심한 디스크 환자에게도 의미가 있다"고 설명했다.

반면 70세 이상 남성 중 중증 협착증이 심할 경우에는 디스크의 반발력이 강하고 여성보다 더 고착화돼 있는 경우가 많아 둥근 도침 치료 전에 세심한 주의가 필요하다.

둥근 도침은 척추 뼈가 앞뒤로 밀려나면서 많은 고통을 일으키는 전방전위증에도 효과적이다. 척추전방전위증, 척추분리증은 그동안 척추뼈를 나사못으로 묶어주는 수술로 해결할 수 밖에 없었다.

척추전방전위증

디스크, 척추관협착증과 함께 3대 척추질환으로 불리는 것이 있다. 바로 척추전방전위증이다. 척추 뼈가 다른 척추 뼈 위로 밀려나와 척추가 어긋나 있어 생기는 질환으로 걷거나 허리를 움직일 때 통증을 느끼게 된다. 심한 경우 서 있는 것도 힘들다. 이 질환은 지속적으로 강한 압박을 받거나 바르지 못한 자세를 장시간 유지할 경우 발생하는데, 주로 주변 근육과 인대가 약한 50대 이상 폐경기 여성에게 많이 나타난다. 척추전방전위증으로 고통받고 있는 환자들을 소개한다.

사례 1 / 정OO 씨

울산에 사는 정OO(66) 씨는 3년 전부터 왼쪽 다리가 아파서 잘 걷지 못했다. 당시에는 통증클리닉 등 여러 병원을 다니며 주사를 맞거나 물리치료를 받았다. 하지만 치료 효과는 오래 가지 않고 금방 다시 통증이 왔다. 작년까지는 그나마 견딜만 했는데 올해부터는 통증이 더욱 심해졌다. 정씨는 "아파서 어디 가지도 못하고 울기도 많이 울었다"며 "침도 맞고 한약도 먹기도 했는데 너무 아파서 몸무게가 6kg이나 빠졌다"고 말했다.

정씨가 최근 MRI를 찍은 결과 뼈가 밀려 나가면서 디스크가 탈출돼 뼈끼리 맞닿았고 퇴행도 심각했다. 요추 4번과 5번 사이에 척추전방전위증을 앓고 있는 것이다.

정씨는 참을 수 없는 고통에 지인의 소개로 끝이 둥근 도침 치료를 선택했다. 정씨는 "수술을 하면 후유증이 심하다고 해서 도침 치료를 하기

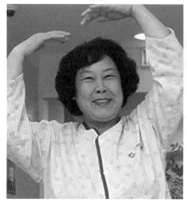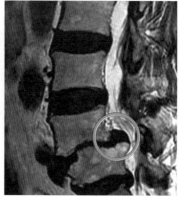

디스크가 탈출 돼 뼈끼리 맞닿는(오른쪽 사진) 척추전방전위증으로 3년간 고생한 정OO 씨가 도침 시술을 받고 나서 통증이 없어졌다며 포즈를 취하고 있다.

로 했다"고 말했다.

도침 시술은 신경의 통로인 추간공 주변의 인대 및 유착, 척수를 뒤에서 압박하는 황인대로 도침을 넣어 비정상적으로 비후된 인대와 유착을 풀어주는 방법으로 진행됐다. 또 앞에서 신경을 압박하는 퇴행화되어 튀어나온 디스크도 밀어내 신경을 누르지 못하게 했다. 특히 척추의 극간인대와 관절들을 교정하는 치료를 병행해 앞으로 밀려난 척추를 정상쪽으로 조금씩 회복되도록 했다.

정OO 씨는 도침 시술을 받고 나서 다리가 아프지 않다고 했다. 그는 "한 번 시술을 받았는데 걸어 다닐 수 있고 다리가 아프지 않으니깐 잠도 잘 온다"고 말했다. 다만 정씨는 "허리가 뻐근한 기분은 아직 남아 있다"며 "부작용이나 후유증은 없으나 시술 시 부분 마취로 아팠다"고 했다.

사례 2 / 김○○ 씨

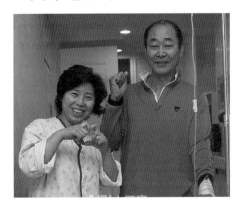

남편과 함께 도침 시술을 받은 김○○ 씨(왼쪽)

김○○(50) 씨는 허리가 아파서 머리를 잘 감지도 못했다. 허리를 숙이지도 못하고, 앉거나 일어나거나 할 때마다 통증을 느껴서 머리 감는 것 자체가 힘들었던 것. MRI를 찍어보니 요추 3번과 4번 사이가 약간 밀려나면서 오른쪽으로 디스크 탈출이 일어난 상태였다. 다행히 전방전위증이 심하진 않았지만 급성 허리 디스크라서 통증이 계속 됐다.

처음에는 주로 주사 치료를 받았지만 전혀 효과가 없었다. 김씨는 "3년 넘게 주사를 맞았는데 소용이 없었다"며 "아파도 참고 '괜찮겠지' 했는데 통증이 더 심해져서 지난달부터는 숙이지도 못하고 앉거나 일어설 때 무척 불편했다"고 말했다.

그래서 지인의 소개를 받아 도침 시술을 받았다. 김씨는 "병원에 가면 주사 아니면 수술을 하라고 했다"며 "수술을 받기 싫어 도침을 선택했다"고 말했다.

김씨는 도침 시술을 두 번 받고 나서야 효과를 봤다고 했다. 그는 "처음 받았을 때는 오히려 더 아팠다"며 "안그랬던 다리가 찌릿찌릿 아팠다. 너무 아파서 걷지도 못했다"고 말했다. 그래서 다시 두 번째 시술을 받고서야 고개를 숙여도 당기는 것이 없어지고 통증도 없어졌다. 김씨는 "척추가 눌린 지 오래되고 딱딱해서 첫 시술 후에 그랬다고 하더라"며 "지금은 많이 좋아졌다"고 말했다.

김씨는 부작용에 대해서는 "시술 받고 나서 일어나지 못하고 앉지도 못해서 화장실 가는 게 힘들었는데 이틀 지나니깐 풀렸다"며 "사람마다 호전되는 게 다르다는 얘기를 들었다"고 말했다.

사례 3 / 이○○ 씨

이○○(63) 씨는 요추 4번이 앞으로 밀려나가면서 신경을 누르는 척추전방전위증으로 고생하고 있다. 별 문제가 없다가 작년 6월부터 조금 걷거나 서 있으면 허리가 아팠다. 이씨는 처음에는 정형외과에서 주사 치료를 받았다. 3일은 괜찮다가도 이후에는 다시 통증이 심해졌다. 한방병원에서는 침으로 치료를 받았는데 호전되지 않았다.

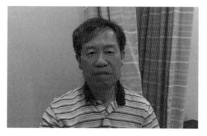

이○○ 씨

이씨는 통증이 심해지고 있어 인터넷에서 찾은 도침 시술을 받기로 했다. 지난 2월부터 4월까지 3번 치료를 받았다. 이씨는 "제대로 못걸어 다녔는데 지금은 20여 분 정도 걸어다니고 있다"며 "많이 부드러워지고 통증도 많이 완화됐다"고 말했다. 그는 "부작용은 없다"며 "일반 수술을 받는 것보다 비용도 싼 편"이라고도 했다.

[도침, 오해하지 마세요]

Q. 도침 치료 후에는 전방전위되어 있는 척추가 제자리로 돌아오나요?

A. 그럴 수도, 그렇지 않을 수도 있습니다. 위의 환자 3명 모두 치료 후 엑스레이를 봤을 때 어느 정도 밀려나간 정도가 회복되어 있는 걸 관찰할 수 있었고, 김○○ 씨처럼 약간 밀린 전방전위는 회복이 됩니다. 관절의 교정 뿐 아니라 인대 근육도 동시에 치료하기 때문에 좋아질 수 있게 됩니다. 그리고 뼈가 밀려 신경을 누르고 있다고 하더라도 신경을 덜 누르도록 1~2㎜만 공간을 만들어줘도 신경통은 확연히 줄어들게 됩니다. 덧붙여 전방전위증이 있는 분들은 척추가 불안정한 상태이기 때문에 늘 주의해야 합니다.

목 디스크

목 디스크는 목 쪽 척추인 경추와 경추 사이에 있는 추간판(디스크) 사이로 내부의 수핵이 빠져 나와 신경근이나 척수를 누르는 질환이다. 목 디스크에 걸리면 뒷목 및 어깨 통증에 팔을 움직이는 것도 쉽지 않다. 심한 경우에는 팔·다리 등에 마비가 오기도 한다. 그러다보니 잠도 제대로 못 자고 사회생활에도 어려움을 호소한다. 목 디스크를 앓고 있는 환자들의 이야기를 들어봤다.

사례 1 / 백○○ 씨

컴퓨터 작업을 많이 하는 백○○(52) 씨는 거북목 증후군으로 평소 손가락이 저린 현상이 있었다. 하지만 2~3시간 걷기 운동도 하는 등 스스로 건강하다고 자부해왔다.

그런데 어느 날 갑자기 마비가 왔다. 샤워를 하면 왼쪽은 뜨거운 물줄기를 느끼는데 오른쪽은 아무런 느낌을 느끼지 못하는 것이다. 또 걷다가 힘이 없어서 주저 앉는 경우가 자주 있었다.

대학병원은 검사를 받았더니 목 디스크와 허리 디스크 진단이 나왔다. 병원에서는 더 늦어지면 힘들다며 바로 수술하자고 했다. 그러나 백씨는 척추 전문병원에 다니는 백씨의 누이가 수술은 후유증이 있을 수 있다고 해서 다른 방법을 찾았다.

그래서 찾은 것이 끝이 둥근 도침으로 신경을 누르고 있는 디스크를 밀어내거나 공간을 넓혀주는 시술이다. 백씨는 "누이가 수술보다는 시술이나 운동요법으로 나을 수 있으면 최상이라고 해서 시술을 선택했다"고 말했다.

백씨는 지난 2월과 4월 두 차례 시술을 받았다. 경추 사이의 공간을 도침으로 벌려 신경에 가해지는 압박을 줄이는 방식으로 진행됐다.

첫 번째 시술을 받고는 큰 효과를 보지 못했다. 팔저림과 몸통 및 다리까지 나타나던 감각 이상이 여전했다. 호전된 것은 두 번째 시술을 받고나서다. 백씨는 "몸 절반이 감각이 없었는데 이제는 그렇지 않다"며 "발등도 감각이 없어서 풀어주려고 손으로 누르면 아파서 누를 수가 없었는데 지금은 많이 해소됐다"고 말했다. 백씨는 "시술하고 다음날 아침에 기분이 날아갈 것 같았다"며 "80% 정도 나은 것 같다"고도 했다. 백씨는 "통증이나 마비 증세가 아직 조금 남아 있다"며 "3차 시술을 할지, 물리치료를 할지 여부는 상태를 봐 가면서 결정할 예정"이라고 말했다. 백씨는 부작용에 대해서는 "아직까지 느끼지 못한다"고 했다.

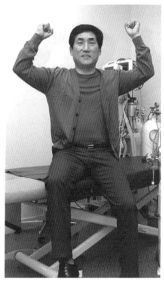

목 디스크로 몸 한쪽 감각이 사라진 백○○ 씨가 시술 후 팔을 들어 보이고 있다.

사례 2 / 안○○ 씨

제주도에서 주유소를 하는 안○○(55) 씨는 20년 넘게 목과 어깨가 아프다. 개인택시를 운전하면서 얻은 병이다. 기지개를 마음대로 켜지 못하고 손가락과 발가락도 저린다. 부드러운 베개를 베고 누워도 5분이 지나면 베개와 닿는 부분이 마비가 되면서 칼로 찌르는 듯한 고통이 찾아왔다.

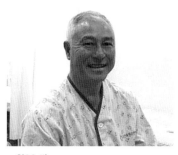

안OO 씨

안씨는 먹고 살기 바빠서 침이나 주사를 맞으며 참고 살아왔다. 일을 과도하게 하면 고통이 더 심했지만 그냥 참고 넘겼다. 그러다가 작년에 어깨 수술을 받으러 병원에 간 아내의 권유로 MRI를 찍게 됐는데 목 디스크보다 더 심각한 후종인대 골화증이라는 진단을 받았다.

후종인대 골화증은 경추를 뒤에서 잡아주고 있는 후종인대가 비정상적으로 뼈처럼 단단하게 굳어져 신경을 압박하는 질환으로 돌같은 인대가 신경을 직접 눌러 수술이 요구되는 경우가 많고 증상도 일반 목 디스크보다 심각하다.

병원에서는 뼈를 잘라내고 보형물을 넣는 수술을 권유했다. 하지만 안씨는 이 얘기에 겁이 덜컥 났고 주변에서 서울에 있는 큰 병원에 가보라고 해서 마음을 바꿨다. 안씨는 "서울에서 병원장까지 했던 고모가 수술보다는 한방병원 시술로 통증을 완화시키는 것이 어떠냐고 해서 시술을 받기로 했다"고 말했다.

안씨는 지난해 9월과 10월, 올해 5월 3차례 시술을 받았다. 1차 시술은 마취도 하지 않고 받았다. 안씨는 "목 뒤쪽으로 도침이 들어갔는데 굉장히 어렵게 하는 것을 느꼈다"며 "뭔가 뼈가 뚝 부러지는 느낌이 나더니 손과 팔 저린 것이 없어졌다"고 말했다.

안씨는 1차 시술 이후 목이 아프고 어깨가 짓눌리고 팔이 저린 것이 없어졌다고 한다. 안씨는 "월말에는 2박3일 정도 청구서 작업을 해야 하는데 무척 힘들었다"며 "컴퓨터 마우스를 20~30분만 잡고 있어도 오른손에 마비가 왔는데 시술 이후에는 많이 좋아졌다"고 말했다.

안씨는 기왕 하는 김에 확실히 하는 것이 어떨까 해서 2, 3차 시술을 더 받았다고 한다. 안씨는 "2, 3차는 처음처럼 확 달라지는 느낌은 없었다"며 "부작용은 못느꼈다"고 말했다.

사례 3 / 송OO 씨

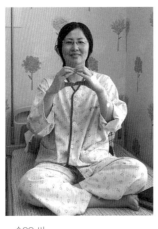

송OO 씨

주부 송OO(44) 씨는 목 디스크에 근막 통증 증후군까지 겹쳤다. 이 때문에 목 뒤의 근육이 긴장해서 견갑골(어깨뼈)부터 머리쪽까지 통증이 뻗치는 증상을 보이고 있다.

송씨는 "몇 년 동안 등으로 쥐어 짜는 듯한 통증이 내려오고 마비 증상도 겪었다"며 "음식을 하다가도 아파서 엎드려 있었다. 15일간 잠을 못자기도 했다"고 말했다.

송씨는 처음에는 힘들어서 그런가 하다가 병원에서 MRI를 찍고 나서야 목 디스크라는 사실을 알게 됐다. 송씨는 "병원에서 완치가 힘들다며 진통제를 줬다"며 "하지만 뻗치는 통증에는 잘 듣지 않았고, 어지러운 부작용이 있었다"고 말했다.

송씨는 인터넷으로 다른 치료법을 찾다가 도침을 알게 됐다. 시술은 지난달 받았는데 너무 긴장해 수면 마취가 안돼 부분 마취로 시술을 진행했다고 한다.

시술은 경추 관절 사이로 도침을 넣어서 압력을 줄여주는 목 디스크 치료와 목부터 어깨쪽으로 붙어 있는 근막을 둥근 도침으로 풀어주는 치료로 진행됐다.

송씨는 시술을 받고 나서 "등에 항상 뭔가 붙어 있는 것처럼 무거웠는데 시술을 받고 나서는 가벼워졌다"며 "어깨와 목 쪽으로도 많이 편안해졌다"고 말했다.

송씨는 "부분 마취를 했지만 생각보다 덜 힘들었다"며 "아직까지 부작용은 없다"고 말했다.

[도침, 오해하지 마세요]

Q. 팔이 저리지 않는데도 목 디스크인가요?

A. 목뼈 사이로는 뇌에서 나와 전신으로 향하는 신경이 지나가고 있어 목 디스크에 걸리면 팔저림 없이도 다양한 증상들이 나타날 수 있다. 경추성 두통이 가장 흔하며 어지럼증, 이명, 어깨통증 등이 나타날 수 있다. 한쪽 눈만 심하게 아프기도 하고 오심, 구토를 동반하기도 하며 심한 경우는 기억력이 저하되고 시야가 흐려지기도 한다.

대퇴골두무혈성괴사

대퇴골두무혈성괴사, 병명에서 오는 낯설음 때문인지 이런 진단을 받게 된 환자분들은 절망하는 경우가 많습니다. 또한 특징상 비교적 젊은 나이에 발생하기 때문에 충격은 더욱 클 수 있습니다.

대퇴골두는 엉덩이에 허벅지뼈와 골반뼈가 관절을 이루는 부분으로, 이 부분의 관절은 하나의 혈관에서만 영양을 공급받기 때문에 영양공급이 끊어지기가 쉽습니다. 만약 혈액공급이 차단되면 관절 부분의 뼈가 상하게 됩니다. 이렇게 뼈가 손상되고 나면 자연적으로는 회복이 어렵습니다.

주로 증상은 앉거나 누워 있을 때는 통증을 느끼지 못하지만, 땅을 딛고 서거나 걸어다니면 통증을 크게 느끼게 되고 진행되면 양반다리가 어려워지고 양다리의 길이 차이가 생기게 됩니다.

아직까지 대퇴골두무혈성괴사의 원인은 뚜렷하게 밝혀지지 않았습니다. 남자의 경우 주로 과도한 음주로 인해 발생하는 경우가 많고, 그 외에 스테로이드 치료를 많이 받아도 발생할 수 있습니다. 외상으로 대퇴골두에 골절이 발생한 경우에도 발생하게 되는데, 결국 이러한 원인들로 인하여 대퇴골두에 공급되는 혈액이 차단되어 뼈가 괴사되기 시작하는 것입니다.

일어날 때 통증을 호소하셔서 병원을 찾아온 이모 양 역시 대퇴골두 무혈성 괴사였습니다. 17살로 아직 한참 뛰어다닐 나이지만, 오랜 루프스(전신성홍반성낭창) 투병생활과 스테로이드 복용으로 양쪽 엉덩관절에 대퇴골두무혈성괴사가 많이 진행된 단계였습니다.

영상에서도 대퇴골두가 많이 괴사돼 3기 이상 진행되어 처음 병원에 올

당시에는 보행이 힘들어 휠체어를 타고 왔었습니다. 다른 병원에서는 고관절을 인공관절로 치환하는 수술을 권유 받았지만, 앞으로 살아갈 날이 더 많았기 때문에 선뜻 결정하기는 어려웠습니다.

게다가 오랜 스테로이드의 복용으로 면역력과 체력이 많이 떨어져 백혈구 수치도 낮은 상태여서 수술과 같이 침습이 많은 치료는 힘든 상황이었습니다. 이런 경우 최소한의 침습으로 관절 주변의 유착을 풀어주고 자극으로 혈액순환을 개선시키는 침치료로 증상을 개선하는 것이 좋습니다.

도침치료와 약침치료로 완치는 못하지만 대퇴관절 주변의 유착을 충분히 풀어주는 것으로 혈액순환을 촉진시켜 증상을 완화하고 수술을 최대한 미룰 수는 있습니다.

무엇보다 대퇴골두무혈성괴사는 뼈 주변으로 혈액순환이 되지 않아 생기는 병이기 때문에 이런 치료로 통증이 개선되고 증상이 악화되는 것을 막을 수 있고 일부 호전되기도 합니다.

이모 양은 치료가 끝나고 병원을 방문했을 당시, 이제 집안에서는 휠체어를 타지 않고 간단히 보행이 가능해졌다고 했습니다. 치료 당시 낮아진 면역력과 더딘 회복능력 때문에 고민이 많았지만 이렇게 좋아진 환자를 볼 때면 다시 한 번 힘을 얻게 됩니다.

대퇴골두무혈성괴사, 나이가 젊으시다면 최대한 수술을 미루며 치료해 보시길 바랍니다.

척추전방전위증으로 허리가 구부러지지 않을 때는?

척추전방전위증은 척추뼈가 앞으로 미끄러져 나가는 병이다. 척추 뼈가 앞으로 미끄러져 나가 신경을 누르면서 통증이 발생한다. 이런 환자들은 대개 수술을 요구받는다. 환자의 입장에서는 수술을 하고 나서 예후가 좋은 환자들을 보면 수술을 해야겠다는 생각이 들다가도 그러지 못한 사람들을 보면 수술에 대해 두려움이 생긴다.

병원에 60대 남성 환자가 왔다. 허리가 묵직하면서 다리가 저린데 특히 허리를 구부릴 때마다 통증이 심해서 허리를 구부릴 수 없다는 것이 가장 큰 불편함이었다. 평소에 등산을 좋아해서 운동을 많이 하시는 분이었는데 허리 구부리기가 힘드니 여간 불편한 게 아니라고 했다. 2달 전부터 통증이 심해 두 곳의 척추전문병원을 방문했더니 모두 수술을 해야한다고 말했다. 하지만 주위의 친구들이 말리고 비용도 부담이 돼 참고 버텼다고 했다.

환자의 허리 영상 사진을 보니 4번 척추가 5번 척추보다 앞으로 밀려서 신경이 나오는 추간공이 좁아져 있었다. 이 환자는 도침, 원리침치료를 받았다. 한의학엔 도침과 원리침이라는 침을 이용해 구조적인 손상이 온 경우를 적극적으로 치료하는 방법이 있다. 1차 치료에 원리침으로 신경이 나오는 주변부를 넓혀줬더니 오른쪽 엉덩이 통증은 바로 좋아졌다. 그러나 허리가 잘 구부러지지 않는 것은 마찬가지였다. 2차 치료에는 허리를 구부리는 치료를 위해서 도침으로 엉겨붙은 관절을 넓혀주고 척추뼈 사이의 극간인대를 풀어주는 치료를 했다. 이 치료 후에 환자는 허리를 구부릴 수 있었고 양손이 바닥에 닿는다면서 호전된 모습을 보여주었다. 2차 치료 다음날 엑스레이를 찍었더니 옆으로 휘어져있던 척추의 정렬이 회복되고 딱 들러붙어있던 요추 4번과 척추 5번 사이에 간격이 벌어진 것을 확인할 수 있었다.

이렇게 수술하지 않아도 되는 이유가 무엇인지 설명하고자 한다. 보통 척추전방전위증엔 수술을 해야한다고 생각한다. 척추신경은 뼈와 뼈 사이 끼어 눌려있다. 눌러서 낀 상태를 넓혀주기 위해서는 인공적인 구조물로 공간을 만들어 신경이 눌려있는 것을 풀어줘야 한다고 생각한다. 그 말은 맞다.

그러나 이런 수술에는 후유증의 가능성이 있어 후유증이 고민되는 환자들은 인공구조물을 넣지 않고 도침이나 일반 원리침으로 뼈와 뼈 사이를 넓혀주고 신경이 나오는 공간을 넓히는 치료를 할 수도 있다.

이 남성 환자분처럼 허리가 구부러지지 않은 경우는 관절의 문제이다. 관절들이 오래 다쳐있어 서로 붙어버린 경우다. 관절들은 원래 낭창낭창하게 분리되어있는데 오랫동안 병을 앓게 되면 염증이 일어나 서로 부착되는 문제를 일으키기도 한다. 이 부위는 심하게 붙어있질 않아서 한방 도침치료로 분리해주면 간격이 벌어질 수 있고 허리가 구부러질 수 있는 것이다.

큰 병을 치료했으면 이제 일상생활 속에서의 관리가 중요하다. 관절을 분리시켜 어느 정도 가동률이 좋아졌을 때 스트레칭 운동을 해주는 게 좋다. 그리고 근육운동도 해주는 게 좋다. 물건을 들어 올리거나 힘을 주는 운동보다 아침에 근처 공원에 가셔서 스트레칭하는 분들을 따라 스트레칭을 천천히 하면 도움이 될 것이다.

새 삶을 찾은 척추관협착증 환자

요즘 척추관협착증을 비수술로 고친다고 여기저기서 이야기한다. 척추관협착증은 나이가 들면서 생기는데 주로 젊었을 때 허리가 아픈 적이 있고 디스크를 앓은 적이 있는 경우 특히 협착증이 빨리 온다. 디스크를 앓고 난 후 그 주변이 서서히 석회화가 되면서 신경이 지나가는 부위에 섬유화가 일어난다. 혈액순환이 잘 안되면서 신경근의 통증을 유발시키게 된다.

척추관협착증은 신경근 주변을 압박하여 혈액순환이 안 되는 것이 디스크와 차이다. 디스크는 신경이 직접 눌려 염증이 생겨 아픈 것이고, 협착증은 신경이 나오는 주변이 압박받아 혈액순환이 안 되면서 무균성염증이 되는 것이 특징이다.

60세 여자 환자가 내원했다. 이 환자는 올해 1월부터 5개월간 계속해서 다리가 당기고 저려 걸어다니면 주저 앉고 쉬었다 가는 것을 계속했다. 통증이 심해 잠을 자는 것도 괴로웠다. 처음에는 주사치료로 한 달 정도는 효과를 봤지만 여러 번 받았더니 나중에는 치료효과 기간이 갈수록 줄어들었다고 했다. 저녁에는 다리가 저려 짜증나는 세월이 계속됐다. 결국 어떤 병원에서는 수술해야 한다고 얘기를 들었다. 수술이 부담이 될 거라고도 얘기를 들었다. 주변 친구들도 수술은 안 하는게 낫다고 했다. 수술해서 좋은 사람은 좋지만 안 좋은 사람은 매우 고생을 했다.

그러던 중 원리침 시술을 받은 환자가 지나가면서 원리침 시술을 소개했다. 처음 원리침 치료를 받고 통증이 30% 정도 감소됐다. 아프고 저린 것이 계속되진 않았지만 가끔씩 나타났다. 통증이 완전히 사라지진 않아

자기가 원리침치료를 받았던 게 정말 옳았던 것인가 의심을 했다. 그래서 소개를 해준 사람한테 물어보았다. 소개해준 분은 그 치료를 받으면 시간이 지나야 나으니 3주 쯤 지내보라고 했다. 그러더니 자기도 모르게 3~4주쯤 지나니 통증이 없어졌다. 저린 것도 많이 없어졌다. 두 달쯤 지나서 병원에 다시 내원하였는데 통증이 거의 다 사라지고 저림도 발목 이하로만 있다고 매우 좋아했다. 환자는 매우 신기한 일이라고 생각하며 수술을 하지 않고 지낼 수 있는 것만으로도 감사했다.

척추관협착증은 디스크가 오래전에 서서히 밀려나오면서 신경주변이 석회화되어 혈액순환 안 돼 나타난 것이다. 원리침으로 석회화와 유착된 부위를 풀어줘 혈액순환 잘 되게 만들면 그 동안 눌렸던 신경근이 회복되는 데 그 시간이 대개 3~4주 걸린다. 한 달 정도 지나면 통증과 저림 증상이 회복된다. 이처럼 3~4주 천천히 통증이 계단식으로 내려가는 것이라고 이해하면 도움이 된다.

혈액순환이 서서히 이뤄지면서 염증을 일으켰던 부위가 점점 자기 형태로 회복된다. 특히 신경은 신경을 둘러싼 옷이 상처를 입어 계속 그 증상이 나타난다. 3~4주 지나면 신경이 옷을 만들어 새살을 갖게 되는 경우가 많다. 한 달 간격으로 2~3번 치료해주면 혈액순환이 잘돼 척추관협착증이 좋아지는 경우가 많다.

'도침, 원리침 시술' 인정 마르퀴즈 후즈후 등재

이건목 대한도침의학회 회장이 척추관협착증을 치료하는 도침, 원리침시술을 국제학술지에 발표한 것을 인정받아 마르퀴즈 후즈후 2016년 도판 등재에 확정돼 11월부터 확인해 볼 수 있다고 최근 밝혔다.

미국 마르퀴즈(Marquis)사에서 발간하는 'Who's Who in the World' 는 매년 의학과 과학, 예술 등 각 분야에 대한 인사를 선정해 업적과 이력을 소개하고 등재한다.

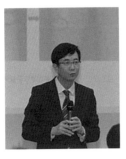
이건목 회장

이건목 회장은 중국 고대 9침 중 하나인 원리침의 개량된 형태인 DB-GM201침으로 그동안 난치성 척추관절 질환들을 치료해왔다. 또한 이 침은 국내를 비롯해 일본과 유럽에 이어 미국에서까지 특허를 획득했다. 현재는 도침에 관련된 특허등록 14건 또한 둥근 도침을 새로 개량해 특허 출원중이다.

이 회장은 "도침치료는 명나라 때 외과정종에 침도라는 명칭으로 우리 한방외과영역으로 사용되어왔다"라며 "한방 외과학이 기존에 맥이 끊기다 최근에 중국으로부터 도침술이 들어오면서 그 명맥을 유지했고, 그 기술을 향상시켜 척추관협착증 치료를 해 심한 통증을 감소시키는데 좋은 효과가 있다"라고 말했다. 덧붙여 "그러나 힘이 없어지거나 감각이 둔해지는 중앙형 협착증에는 더 많은 연구가 필요하다"라고 밝혔다.

척추관협착증

관절이나 인대의 퇴행성 변화 등으로 신경이 지나가는 통로인 척추관이 좁아지는 척추관협착증은 40대 이상에서 나타나기 시작해 50대, 60대에 발병률이 높다. 걸리면 삶의 의욕을 잃을 정도로 심각한 통증에 시달린다. 고령의 나이에 허리를 펴지도 못하고 다리가 저리고 여기에 통증까지 밀려오면서 "사는 게 사는 것이 아니다"고 말하는 환자들이 많다. 노년에 척추관협착증으로 고통받는 환자들의 이야기를 들어봤다.

사례 1 / 한○○ 씨

젊은 시절 유도 선수였던 한○○(71) 씨는 2년 전 대상포진에 걸린 이후 허리가 아프기 시작했다. 처음에는 '대상포진 때문인가' 했는데 시간이 갈수록 허리를 펴지 못해 15~20도 가량 꾸부리고 다니는 신세가 됐다. 또 양쪽 골반이 뻐근하고 오래 앉아있을 수가 없었다.

한씨는 "허리를 펴고 일어나지 못하고 꾸부리게 됐다. 계단을 내려갈 때 힘이 안들어가서 할 수 없이 지팡이를 짚고 다녔다"고 말했다.

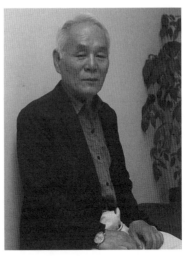

척추관협착증으로 허리를 펴지 못하고 꾸부리고 다녔다는 한○○ 씨. 지금은 지팡이 없이 걸을 수 있다.

한씨는 병원에서 MRI를 찍어보고 나서야 척추관협착증이라는 사실을 알았다. 요추 3번과 4번, 4번과 5번 사이에 협착증이 왔다. 특히 4번과 5번은 매우 심해서 황인대도 두꺼워져 척추관 공간이 좁아서 신경이 보이지 않을 정도였다.

처음에는 일반 병원에서 물리치료를 받다가 주사 치료를 받기도 했다. 주사는 한 대에 6만원 이상이었는데 이틀 정도 괜찮다가 다시 통증이 왔다.

한씨는 병원에서 특별한 효과를 보지 못해 스트레스를 받던 중 구청 복지사의 추천으로 도침을 알게 됐다. 끝이 둥근 침으로 좁아진 척추관을 넓혀주는 시술이다. 처음 들었을 때는 '침으로 치료가 될까'하며 큰 기대를 하지 않았다.

시술은 작년 말 처음 받고 지금까지 3번을 받았다. 처음에는 통증이 그대로 있어서 효과를 잘 알 수 없었다. 1주일 지나 두번째 시술을 받고 나서는 통증을 느낄 수 없었고 똑바로 누워서 잘 수도 있었다. MRI에서도 삐져 나온 연골이 없어지는 등 변화를 눈으로 확인할 수 있었다.

세번째 시술을 받고 나서는 걷는 것도 겁이 안났다고 한다. 한씨는 "그전에는 걸으면 앉고 싶었다. 하지만 세번째 시술 이후부터는 지팡이를 안 짚는다. 지금은 어디 있는지도 모르겠다. 요즘은 산행도 하는데 아직은 피로를 느낀다"고 말했다.

한씨는 "지금까지 부작용은 없다"며 "완치된 것은 아니지만 그동안 고생했던 것을 생각하면 불편한 게 없어졌다"고 말했다.

허리 무릎 관절 통증 수술 없이 고칠 수 있다

사례 2 / 이○○ 씨

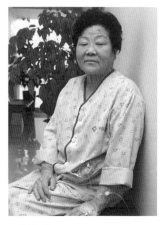

이○○ 씨

이○○(75) 씨는 지난 3월 갑자기 허리가 아프기 시작하면서 척추관협착증의 고통에 빠졌다. 허리가 아파서 엎드렸다가 일어나는 것이 여간 힘든 것이 아니었다. 고통이 너무 심해서 밥을 먹을 수 없어 국수로 식사를 해결했다. 걷는 것도 거의 불가능했다. 이씨는 "걸으면 발바닥이 찌르는 듯 아팠다. 거의 밖에 나가지 못했다"고 말했다.

이씨는 MRI를 찍어보고 요추 2번과 3번, 3번과 4번, 4번과 5번 사이에 협착이 벌어졌다는 것을 알았다. 처음에는 한방 및 일반 병원에서 침을 맞거나 주사 치료를 받았다. 그러나 통증이 완화되거나 하는 효과를 전혀 보지 못했다.

하루 하루 고통 속에 지내던 이씨는 딸이 해보라고 해서 지난 5월 도침 시술을 받았다. 이씨는 처음 받고 나서 살 것 같았다고 한다. 그는 "통증이 완만해져서 견딜만 했다. 하지만 다리 통증은 계속 있었다"고 말했다.

지난 6월 두번째 시술 후에는 허리와 다리가 모두 괜찮아졌다. 이씨는 "시술 전에는 화장실도 못 갔다. 지금은 동네 이웃집에도 놀려 간다"고 말했다.

이씨는 "부작용에 대해서는 아직까지 모르겠다"며 "시술할 때 침이 조금 아팠는데 통증에 비하면 별거 아니다"고 말했다.

사례 3 / 김○○ 씨

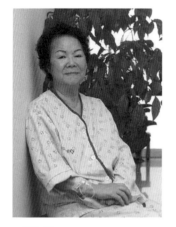

김○○ 씨

김○○(74) 씨는 원래 협착증이 있었는데 넘어지면서 디스크가 크게 터져 나왔다. 이후 엉덩이부터 허벅지 아래까지 저리고 아팠다. 제대로 걷는 게 힘들어 조금 걷다가 쉬어야 했다. 김씨는 "통증이 말도 못했다. 너무 아파서 울기도 했다"고 말했다. 그래서 침을 맞으러 다녔다. 김씨는 "병원 가는 것이 너무 싫어서 침만 맞으러 다녔는데 효과를 보지 못했다"고 말했다.

도침 시술은 주변 소개로 지난 5월부터 받았다. 처음 받고 나서는 엉치 통증과 다리 저림 현상이 많이 없어졌다. 통증이 완전히 없어지지 않아 2차 시술을 받았다. 이후 10년 넘게 아팠던 다리 통증이 완화됐다.

김씨는 "다리는 생각지도 않는데 통증이 줄어들어 걸을 수 있게 됐다"고 말했다. 그는 또 "시술 과정에서 불편한 것은 없었다"며 "부작용도 지금으로서는 말할 게 없다"고 했다.

[도침, 오해하지 마세요]

Q. 치료 후 MRI나 엑스레이에서 변화가 보이나요?

A. 치료의 핵심은 신경근을 압박하고 있는 곳으로 침이 들어가 공간을 넓히

는 것이다. 공간을 넓히면 공간이 넓혀진 게 보이는지 궁금한 환자들이 많다. 침이 들어가는 1~2㎜ 공간 정도가 넓혀지는 것이기 때문에 MRI에서 직접적으로 척추관이 넓어지는 것은 모두에게 보여지는 건 아니다. 그러나 엑스레이 상에서 추간공 공간이 넓어지거나 척추 정렬이 좋아지거나 하는 것은 많은 사례에서 확인할 수 있다.

갑자기 찾아오는 목디스크는 팔이 떨어져 나갈 듯 아프고, 목을 움직이지 못할 정도 불편하다고 표현한다. 진통제를 먹어도 듣지 않고 며칠간 잠을 잘 수 없다. 이러한 통증을 겪어보신 분들은 팔을 잘라내고 싶다고 한다. 잠을 며칠간 못 자면 어떻게 해야 할지 모른다.

이런 통증을 겪고 있는 한 중견간부 기사분이 내원했다. 목을 위로 쳐다보면서 운전해야 하는데 통증 때문에 더 이상 일을 못하고 그만 두었다. 이 환자의 첫 번째 질문은 '잠을 잘 수 있는가', '다시 일을 할 수 있는가' 하는 질문이었다. 수술 안하고 나을 수 있게 해달라고 했다. 이 환자는 잠을 잘 수 없을 정도로 통증이 심해 심한 공포에 질려 있었다.

도침과 원리침 치료는 이런 문제를 해결할 수 있다. 기존 치료법들은 디스크를 제거해 신경을 누르지 않게 감압하는 방법이 최선이었으나 우리가 하는 도침치료는 디스크를 제거하지 않고도 신경근을 누르지 않게 할 수 있다.

목디스크 치료를 위해 연구하던 중 신이 주신 한 공간이 있다는 걸 알게 됐다. 그 부위가 뼈와 뼈사이의 관절낭이다. 관절낭은 인대로 쌓여 있는데 이 부분을 미세한 도침으로 들어가서 분리시켜서 공간을 만들어주면 신경근이 앞에서 누르고 있는 디스크를 피해 뒤와 위로 도망갈 수 있는 공간이 생긴다.

이런 치료를 2주 정도 치료하였더니 이 환자는 잠을 잘 수 있기 시작했다. 우리의 모든 병은 잠을 잘 수 있으면 대부분 회복된다. 대게 40~50대에 발병되어지는 목디스크를 뼈의 손상 없이 치료하고 바로 직장에 복귀할 수 있다면 얼마나 다행스러운 일인가.

치료 후 부작용이 생길 가능성이 있거나 계속 안정을 취해야하는 수술 등의 치료법은 환자의 삶의 질을 떨어뜨린다. 이제 치료를 잘해서 재밌는 삶을 사는 것이 중요하다. 우리가 개발한 도침, 원리침 기술은 매우 뛰어난 효과가 있다. 그래서 수술과 같은 좋은 결과를 내면서 후유증이 거의 없는 신종 요법이다.

목디스크를 감기처럼 나을 수 있다면 믿을 수 있는가? 심한 목디스크라고 할지라도 1~2주만 지나면 심한 증상이 지나가기 시작한다. 뒤에 뼈 사이를 벌려서 공간을 만들어주면 신경의 압박으로 인한 신경염이 없어져 버리기 때문이다. 앞으로 50년 이상 남은 인생을 재밌게 살 궁리를 해야 한다. 이제 목디스크는 감기처럼 낫는 병이다.

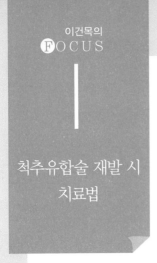

척추유합술 재발 시 치료법

중소기업 공업용품을 생산하는 분이 찾아 왔다. 일하는 것을 좋아해서 부지런히 살아왔다고 했다. 공장 운영을 하면서 30대 중반에 물건을 들면서 힘을 쓰다가 요추 4번과 5번 사이 디스크가 탈출됐다. 극심한 통증을 이기지 못해 병원에서 급하게 척추수술을 받았다. 10년 전이라 그때는 특별히 비수술요법이란 것이 없어 수술을 했다. 인공디스크를 넣지 않고 탈출된 디스크만 제거하고 뒤에서 잘라낸 척추뼈를 안정시키기 위해서 쇠를 박아 고정을 시켰다. 일병 척추유합술이라고 하는 융합수술을 한 것이다.

수술 후에도 일을 열심히 하면서 사업을 번창시켰다. 그러다 어느 날부터 허리가 아프고 다리가 당기는 통증이 왔다. 주변에서 원리침시술과 약침술을 받아보라고 말하였다. 의아하긴 했지만 수술한 지 10년이 됐고 재수술한 사람들을 봐도 예후가 좋은 사람들이 많지 않은 것 같았다. 앞으로도 계속해서 일을 해야하기 때문에 수술을 하지 않고도 좋아질 수 있는 방법을 찾을 수 밖에 없었다.

2번의 원리침시술을 받았는데 치료 후 괜찮은 것 같다가 물건을 들고 오래 있었더니 갑자기 허리를 펴지도 못하고 앉지도 못하고 눕지도 못 할 정도의 통증이 왔다. 다시 검사를 하기 위해 MRI를 촬영하러 갔는데 도저히 누울 자세를 찾지 못해서 찍는 걸 중단했다.

우여곡절 끝에 3차 시술을 받게 되었는데 시술 후 자기도 모르게 허리가 쭉 펴지는 걸 보고 신기했다. 이 환자는 수술했던 요추 4/5번 밑에 요추 5번과 천추 1번 사이의 관절들이 빠져 돌아버린 아탈구가 문제가 된 것이었다. 척추유합술을 한 분들은 척추 고정된 부분이 축이 되어 이런 일이 일어날 수 있다. 고정된 부위에 무리하게 힘이 가면서 동시에 디스크도 서서히 밀려나오기 시작한다. 이때 관절을 제자리로 넣어주면 통증이 좋아지게 된다.

이러한 치료들은 개별적이다. 요즘은 수술 자체가 여러 가지로 다양화되어있기 때문에 그때 그때 개별적으로 치료해야 한다. 환자는 매우 재밌어하며 퇴원했다. 척추유합술을 한 분들은 자세에 따라 척추 뼈가 돌아갈 수도 있다. 허리를 좌우로 움직여 늘려서 자기 뼈가 들어가게 만들어주는 것이 도움이 된다. 이 환자처럼 혼자서 회복하기 힘들 정도가 되면 뼈와 뼈 사이를 도침으로 절개해 자기 뼈가 들어갈 수 있도록 만들어주면 급성 통증이 가라앉는다. 손목 발목 삐었을 때 자기 자리로 회복시켜주면 큰 통증이 없어지는 것과 이치가 같다.

수술한 사람도 무서워하지 말고 이런 치료를 받아보는 것이 바람직하다. 척추에 쇠를 박는 척추유합술을 그동안 많이 해왔는데 어떤 논문에서는 '일반디스크에 척추유합술을 하는 것이 옳을지에 대해서 의심을 품는다'라는 내용들이 발표돼 있다. 결국 척추 디스크인 경우에 이런 치료를 하는 것은 생각해봐야 한다는 것이다. 왜냐하면 척추뼈에 나사를 박는 순간 그 부분이 한 덩어리처럼 돼 위아래에 힘이 많이 걸리기 때문이다.

교과서적으로는 척추유합술은 척추가 앞으로 밀려 나와있는 전방전위증에 시행된다고 돼 있다. 이 수술은 의사 선생님이나 환자가 상당히 고민한 후에 결정해야 한다. 인접한 위아래 부위가 문제가 생기기 때문에 그렇다.

힘을 주는 일을 하면 요통은 재발할 수밖에 없다. 이런 가능성 때문에 뼈를 건드리지 않고 치료하는 방법이 좋다. 물론 기존에 주사요법이나 약물요법도 도움이 되지만 안될 때는 적극적인 방법을 쓰는 게 좋다. 원리침시술은 수술보다는 소극적이고 주사나 약물보다는 적극적인 치료법이다.

원리침시술을 했던 분이 5년 만에 와서 다른 환자를 안내해오는 경우를 보았다. "이제는 하나도 아프지 않고 축구도 합니다" 이렇게 얘기를 한다. 척추디스크는 잘 치료하면 등산, 축구도 할 수 있는 병이다. 척추유합술을 고려할 때는 여러 병원을 다녀보고 결정하는 게 좋을 것 같다. 당신의 뼈는 디스크와 함께 잘 나을 수 있기 때문이다.

이상근증후군

병원에 50대 남자분이 오셨다. 중국 동포분인데 한국에 온 지 꽤 오래됐다고 했다. 일도 열심히 해서 가족들과 재밌게 잘 살고 있었는데 어느 날 허리와 다리에 통증이 왔다고 했다. 허리디스크가 있는 것 같다고 해서 여러 유명병원을 다니며 여러 치료들을 받았다. 수술할 정도는 아니었지만 치료해도 차도가 없고 너무 괴로워 수술을 받게 되었다. 그러나 허리디스크 수술까지 했지만 나아진 것이 없었다. 고주파치료, 수핵감압술, 신경성형술 등 최근에 유행하는 모든 시술들을 받아보았지만 마찬가지였다.

환자의 MRI영상을 보니 요추 4번과 5번 사이 디스크, 요추 5번과 천추 1번 사이에 퇴행성 디스크 소견이 보였다. 디스크가 퇴행화되면서 척추간 사이가 좁아져 있었다. MRI소견상으로는 환자가 이렇게 고통스러워할 정도로 심해 보이진 않았다. 1차로 퇴행화된 디스크가 있는 부위의 추간공을 도침과 원리침을 이용해 넓혀주는 치료를 해주었다. 안타깝게도 환자의 고통은 덜어지지 않았다.

입원 기간 환자를 유심히 관찰했다. 이 분은 앉아있을 때 통증이 더 심해진다고 했다. 서 있을 땐 조금 낫지만 걷기는 매우 힘들다고 했다. 보통 퇴행성디스크 환자들은 앉을 때 통증이 이렇게 심각하진 않다. 환자한테 여러 가지 자세를 시켜보니 서서 다리를 바깥쪽으로 벌려주는 자세를 하면 엉치 쪽으로 극심한 통증이 온다고 했다. 환자의 엉덩이를 살펴보니 특별한 압통점이 보였다. 손으로 누르면 매우 아프다고 했다. 이상근증후군 증상이었다.

우리 엉덩이에는 이상근이라는 근육이 있다. 이상근은 허리에서 다리로 내려가는 좌골신경이 위를 지나는 근육이다. 이상근을 다치게 되면 이상근이 단단해 지게 되는데, 이렇게 병적으로 이상근이 단단, 비후되거나 염증성 유착이 생기면 이상근 밑의 좌골신경이 눌리게 된다. 노동을 하는 사람들은 이상근이 다치는 경우가 종종 있다. 그러나 이상근증후군이 흔한 병은 아니기 때문에 이렇게 허리디스크와 헷갈리게 된다. 이 환자의 엉덩이에 있는 이상근의 압통점과 이상근 근육이 시작되는 부위를 송해, 박리시켜서 풀어줬더니 심각했던 고통이 다음날 90% 이상 좋아졌다.

이상근증후군은 특별한 치료방법이 없었다. 보통 단단해진 근육을 스트레칭해서 풀어주거나 주사로 통증을 줄여주는 정도이다. 심하지 않은 이상근증후군이라면 이 정도도 효과가 있다. 그러나 크게 다치거나 이렇게 오래되어 만성화된 경우는 쉽지 않다. 한방에서는 도침요법으로 근육을 풀어주는 방법이 있으나 끝이 둥근 원리침으로 이상근을 완전히 박리하고 풀어주는 것이 더욱 효과적이다. 원인을 제거하지 않으면 환자한테 큰 도움이 되지 않고 오히려 자극으로 인한 통증이 가중될 수 있다.

허리가 아프고 다리가 저릴 때 MRI에 확인이 되지 않는다면 이상근증후군을 의심해볼 수 있다. 이상근증후군은 근육이 긴장해서 오는 것이 첫 번째다. 오래 앉아있거나 엉덩이를 다친 경험이 있다면, 그리고 서서 다리를 바깥쪽으로 벌리는 자세를 했을 때 통증이 온다면 꼭 이상근증후군을 의심해보길 바란다.

뼈와 디스크 손상없이 허리디스크 마비증상 치료하기

50대 후반의 사업가가 찾아왔다. 미국에서 무역상사를 하며 사업을 크게 하고 있는 분이었다. 그런데 산행을 하던 중 미끄러지면서 바위 위로 떨어져 허리를 크게 다쳤다고 했다. 그 이후 허리 통증뿐만 아니라 다리에 마비증상까지 나타나게 됐다.

급히 한국으로 돌아와 병원에서 진료를 받았다. 병원에서는 3곳에 인공 디스크를 삽입하고 척추뼈를 유합시키는 수술을 하지 않으면 다리의 마비 증상이 풀리지 않을 거라고 했다. 어머니가 퇴행성 척추관협착증으로 수술을 2번 받으면서도   고통을 겪는 것을 보았기 때문에 큰 수술을 감행하기란 선뜻 용기가 나지 않았다. 낙담 상태에서 사업도 제대로 못하고 수 개월을 보냈다.

어느 날 우연히 원리침시술을 접하고 상담을 받아보기 위해 병원에 찾아왔다. MRI를 살펴보니 4군데의 디스크에 문제가 있었다. 디스크가 탈출된 방향을 보니 가운데로는 신경이 크게 눌리지 않았고 옆으로 탈출돼 추간공 쪽으로 밀려 신경을 꽉 누르고 있었다. 그래서 다리로 마비증상이 생긴 것이다. 마비는 무조건 수술을 해야 한다고 일반적으로 생각하는데 마비가 있더라도 시간이 지나면서 스스로 낫는 경우도 있다. 환자는 결국 원리침시술을 선택하고 치료를 받게 됐다.

한 달 정도 지나서 다시 왔을 때는 매우 기쁜 얼굴이었다. 앉을 때나 설 때 다리에 힘이 없어서 쓰러질 듯 했고 걸을 때마다 다리가 옆으로 돌아가서 앞으로 걷기가 힘들었는데 이제 다리에 힘이 많이 생겨 앞으로 걸을 수가 있다고 했다. 아직도 완전히 회복된 것은 아니었지만 일상생활도 많이 편해지고 주위에서도 좋아진 모습을 보고 놀랐다고 했다. 수술에 대한 공포가 있어서 우울했었는데 호전되니 우울증도 사라지고 앞으로 더 좋은 생각을 가지고 사업을 할 수 있을 것 같다면 자신했다.

디스크로 신경에 눌려 마비증상이 오는 것은 모두 예후가 나쁜 것은 아니다. 신경이 지나가는 통로 중 좁아져 눌려있는 공간을 조금만 넓혀주면 신경은 회복되는 쪽으로 간다. 중추 신경의 손상은 회복하기 어렵지만 말초 신경들은 눌려 있더라도 6개월 이내에 회복시킬 수 있도록 도와주면 굉장히 빠른 회복을 보여준다. 마비가 왔다고 해서 낙담하지 말고 여러 의사들과 충분히 상담한 후 자기 척추에 대해 결정하는 게 중요하다.

이제 허리디스크 환자들에게는 통증 감소뿐 아니라 노동과 운동을 할 수 있도록 하는 '삶의 질 향상'이 목표가 된다. 원리침시술은 기존의 보존적인 치료법보다는 조금 더 구체적이고 물리적으로 신경주변의 공간을 넓혀줄 수 있고, 수술만큼 환자들에게 부담이 되지도 않는다. 이렇게 뼈와 디스크를 제거하지 않고도 증상이 좋아질 수 있다면 이렇게 하는게 좋다. 뼈와 디스크가 그대로 있어 노동과 운동을 계속 할 수 있으니 말이다.

척추 이곳저곳이 문제인 사람들

척추관 협착증이나 디스크 질병은 하나만 걸려도 고통스럽다. 다리가 저려서 제대로 걷기 힘들거나 엉덩이에 통증이 와서 앉기도 눕기도 어려운 지경에 이른다. 이런 질병이 척추관 여러 곳에서 발병하면 고통은 더욱 심해지고 치료도 어렵다. 한 곳만 치료한다고 해서 고통이 없어지는 것이 아니기 때문이다. 척추관 여러 곳에 협착증이 벌어지고 디스크가 터져 나와 고통 속에 살았던 사람들의 이야기를 들어봤다.

사례 1 / 척추 4곳 빨간불 정○○ 씨 "앉은뱅이 된다고 했는데…"

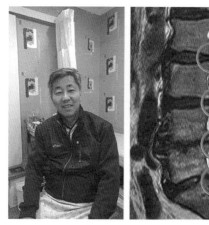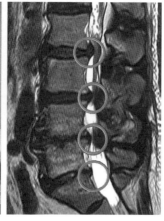

정○○ 씨

해외 사업을 하는 정○○(59) 씨는 척추 2번과 3번, 3번과 4번, 4번과 5번, 요추 5번과 천추 1번 등 무려 4곳이나 문제가 있는 척추관 협착증 환

허리 무릎 **관절 통증** 수술 없이 **고칠 수 있다**

자다.

10년 전부터 협착증이 조금씩 있었지만 운동 등을 하며 견뎠는데 지난 6월 갑자기 걷는 것이 힘들어졌다. 몇 년 간 운동을 안했더니 증세가 약화된 것이다. 특히 등산을 하는데 양 다리에 힘이 없어지고 벌어져서 중심을 잃고 산에서 크게 넘어졌다. 다리에서 통증이 느껴지는 것은 기본이고 발가락에도 마비가 와서 만질 수 조차 없었다고 한다. 정씨는 "일어서면 갓난 아이처럼 중심을 잃고 넘어졌다. 4개월 간 다리를 쓰지 못했다"고 말했다.

정씨는 급히 양방 병원을 찾았다가 충격을 받았다. 수술을 안하는 용한 의사라고 찾아갔는데 MRI를 찍어 본 의사는 당장 수술을 안하면 앉은뱅이가 된다고 했다. 정씨는 "앉은뱅이가 된다는 말에 삶의 의지가 사라졌다"고 말했다.

그러나 정씨는 수술을 받고 싶지 않았다. 그는 "어머니가 척추에 칼을 댔다가 돌아가셨다. 더구나 성공적으로 수술을 받아도 후유증에 시달릴 수 있어 전혀 하고 싶지 않았다"고 했다.

정씨가 도침 시술을 선택하게 된 것은 한 한의원에서 추천해서다. 절개 수술이 아니라 침으로 시술을 한다고 해서 속는 셈 치고 시도했다. 정씨는 "처음에는 전혀 믿지 않았다. 병원에 갔더니 도침 시술에 대한 팜플랫을 보여줬는데 내 사례도 아니고 다른 사람의 사례라서 전혀 보지도 않았다"고 말했다.

처음부터 믿음이 없었던 정씨였지만 지난 9월부터 3개월 간 3번이나 도침 시술을 받았다. 정씨는 "첫 시술을 받고 나서 일어서서 걸어보니 걸어졌다. 두 다리로 반듯이 서는 것이 힘들었는데 11자로 설 수 있었다"며 "두

허리 무릎 **관절 통증** 수술 없이 **고칠 수 있다**

번째 시술 후에는 자꾸 벌어졌던 오른쪽 다리도 제대로 돌아왔다"고 말했다. 그는 또 "시술 전후의 MRI도 확인했는데 척추 사이로 하얗게 흘러 나왔던 것이 없어졌다"고 했다.

아직까지 부작용은 없다는 정씨는 "불편한 것이 거의 없어졌다"며 "4개월 간 못 썼던 다리를 쓸 수 있는 것은 물론이고 12시간 동안 의자에 앉아서 일도 할 수 있다"고 말했다.

사례 2 / 2곳 디스크 터진 이○○ 씨 "1시간도 못 서 있었는데…"

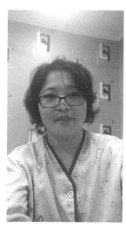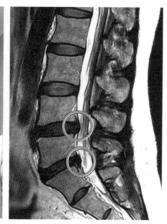

이○○ 씨

떡집을 하는 이○○(47) 씨는 허리가 아픈 지 오래됐다. 오래 동안 서 있으며 오른쪽 엉덩이와 다리 뒤쪽으로 통증이 심하게 오고 걷는 것도 불편했다. 오래 서 있지 않으면 괜찮았는데 1~2년 사이에는 증세가 심해졌다. 조금만 서 있어도 주저 앉고 싶을 정도로 통증이 오고 걸으면 주저 앉고 싶었다.

그래서 정형외과에서 MRI를 찍어봤더니 요추 4번과 5번, 요추 5번과 천추 1번의 디스크가 넓게 밀려나와 있었다. 병원에서 수술을 받으라고 권해서 예약까지 했다. 하지만 주변에서 수술하면 후유증에 시달릴 수 있다며 만류해 수술 직전에 예약을 취소했다.

그리고 한의원쪽에서 일하는 지인의 소개로 도침을 알게 돼 9월부터 11월까지 3번 시술을 받았다.

이씨는 처음 시술을 받고 대목인 추석 명절을 무사히 넘겼다. 그는 "시술 전에는 추석에 장사할 자신이 없었다. 1시간도 서 있을 수 없을 정도로 아팠다. 그래서 시술을 받는 건데 추석 때 어느 정도 견딜 수 있었다"고 말했다.

이씨는 두번째 시술을 받고 나서는 70% 가량 좋아졌다고 했다. 그는 "1시간 서 있는 게 힘들었는데 10시간 서 있어도 괜찮았다"며 "그래도 아픈 게 조금 남아서 세번째 시술을 받았다"고 말했다.

이씨는 도침의 장점으로 시간이 지나면 사라지는 침 자국 말고는 흉터가 남지 않는 점과 시술을 받고 바로 일을 할 수 있다는 점을 꼽았다. 부작용에 대해서는 아직 없다고 했다.

사례 3 / 3곳 디스크 권○○ 씨 "반신반의했죠"

자영업을 하는 권○○(49) 씨는 요추 2번과 3번, 3번과 4번, 4번과 5분 등 3곳에서 디스크가 터진 환자다. 허리를 무리하게 쓰면 엉덩이 뒷쪽과 왼쪽 다리에 급심한 통증이 왔다. 자다가 새벽에 몸을 움직이고 싶어도 통

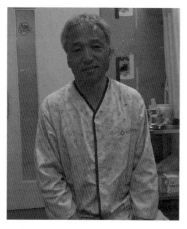
권OO 씨

증이 심해 움직일 수 없었다. 아침에 일어날 때에는 1~2시간 정도 안정을 시켜야 일어날 수 있었다.

평소에 디스크가 있다는 것을 알고 있었지만 참기 어려울 정도의 통증이 온 것은 이달초이다. 한의원에서 침도 맞고 일반 병원에서 약물 치료도 받았지만 효과가 없었다. 일반 병원에서는 수술을 권유했지만 후유증 걱정에 쉽게 결정하지 못했다.

그러던 중 직장 동료가 효과를 봤다며 도침을 추천해 반신반의하며 시술을 받았다. 권씨는 "병원에서도 안된다고 하는데 고칠 수 있다고 하니깐 의심이 들었다"고 말했다.

권씨는 지난 주 처음으로 시술을 받았는데 왼쪽 다리와 엉덩이쪽으로 오던 통증이 사라졌다고 했다. 그는 "누워 있다가 일어나는 것이 힘들었는데 지금은 그렇지 않다. 또 무뎌진 발가락 감각이 다시 살아난 것 같다"며 "90% 이상 좋아졌다"고 말했다.

권씨는 또 "굵은 침으로 시술을 한다고 해서 많이 아플 줄 알고 겁이 났지만 마취를 해서 불편 없이 시술을 받았다"며 부작용은 아직 없다고 말했다. 권씨는 한 번 더 시술을 받기로 했다.

[도침, 오해하지 마세요]

Q. 척추 여러 곳이 문제가 생기면 한꺼번에 치료가 가능한가요?

A. 척추 여러 곳이 한꺼번에 문제가 생긴 사람들은 증상도 다양하게 온다. 보통 다리 옆이나 뒤쪽으로 통증이 오는 게 일반적인데 앞뒤 할 것 없이 통증이 심하다. 문제가 일어나는 부분을 전부 치료해주어야 한다. 가장 심한 통증을 일으키는 부분부터 접근해서 부위를 나눠서 치료해야 한다. 이럴 경우 치료할 때마다 통증이 한 부분씩 사라지는 효과를 볼 수 있다.

허리 무릎 관절 통증 수술 없이 고칠 수 있다

목 디스크

우리가 흔히 '목 디스크'라고 부르는 경추 수핵 탈출증은 급성 질환이다. 갑자기 생기거나 악화돼 큰 고통을 안겨준다. 목을 좌우로 움직이는 것이 불편한 것은 물론이고 어깨 · 팔 · 손가락까지 통증이나 마비 증세가 나타나기도 한다. 심한 경우에는 잠 자는 것도 힘들어 생활의 질을 급격히 떨어뜨린다. 그렇다고 목 부분이라서 수술을 선뜻 선택하기도 어렵다.

사례 1 / 목 디스크 2년째 황○○ 씨

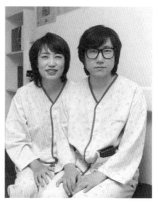

황○○(51) 씨는 2년 간 목 디스크로 고생했다. 작년 5월께 처음으로 목 디스크 증세가 나타났다. 목이 뻐근하고 왼쪽 가운데 · 반지 · 새끼 손가락이 잘 구부러지지 않았다. 또 가슴 앞쪽이 답답하고 머리가 무겁고 두통도 느꼈다.

당시 일반 병원을 찾았는데 목 디스크라는 얘기는 듣지 못하고 통증 및 신경 클리닉 치료를 받았다. 하지만 전혀 호

황○○ · 김○○ 모자

전되지 않아 지인의 소개로 도침 시술을 받으러 가서야 목 디스크라는 얘기를 들었다.

도침 시술은 목 관절 사이로 도침을 넣어서 디스크 주변의 구조물이 다양하게 유착돼 신경을 압박하는 것을 치료하고, 목부터 어깨 쪽으로 유착

된 근막을 동근 도침으로 풀어주는 치료다.

황씨는 "도침 시술을 한 번 받고 나서 손가락 마비 증세나 두통 등 그 동안 있었던 증세가 시간이 지날수록 차츰차츰 없어졌다"고 말했다.

이후 목 디스크 환자였다는 사실도 잊고 지내던 황씨에게 또 다시 통증이 찾아왔다. 이번에는 오른쪽에 이상이 왔다. 목을 좌우로 돌리면 힘줄이 끊어지는 듯한 느낌이 오고 뒷목도 아팠다. 황씨는 체했나 싶어서 일반 병원의 내과를 찾았는데 머리로 올라가는 혈액 공급이 안된다는 말만 들었다.

황씨는 목 부분에 문제가 있다는 말에 다시 도침 시술을 받기로 했다. 아니나 다를까 경추 4~5번과 6~7번 사이 디스크가 탈출해 신경을 누르고 있다는 진단이 나왔다.

황씨는 증세가 심해 지난 14, 15일 이틀에 걸쳐 시술을 받았다. 황씨는 "고개를 돌리면 딱딱 하고 끊어지는 소리가 들릴 정도였는데 시술 이후 감쪽같이 사라졌다"며 "뻣뻣하던 목도 이제는 잘 돌아간다"고 말했다.

황씨는 또 "부작용은 없었다"며 "팔을 못 들던 남편과 나처럼 목 디스크인 아들도 도침 시술을 받고 효과를 봤다"고 말했다.

사례 2 / 엄마 따라 도침 받은 김〇〇 씨

일본에서 IT 회사를 다니는 김〇〇(30) 씨는 엄마 황〇〇 씨처럼 목 디스크로 고생했다. 김씨는 하루종일 컴퓨터를 들여다보는 직업 특성 때문에 목이 정상 C자 커브에서 일자목으로 진행되고 있는 상태다. 더구나 경추 5~6번 디스크가 탈출돼 신경을 압박하면서 통증에 시달렸다.

김씨는 "목과 어깨가 무척 아팠다. 특히 어깨는 뭉친 느낌이 있고 당기기도 했다"며 "그러다보니 일에 집중이 안 되고 능률도 오르지 않았다"고 말했다.

김씨는 일본 병원에서 목 디스크라는 진단을 받았지만 진통제나 목을 잡아당기는 견인치료 이외에는 다른 치료를 받지 못했다. 김씨는 "일본 병원에서는 시간을 두고 천천히 치료하는 경향이 있는데 전혀 호전되지 않아 한국을 찾았다"고 말했다.

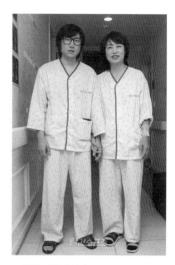

황○○·김○○ 모자

김씨가 목 디스크로 도침 시술을 받은 것은 이번이 두번째다. 김씨는 "작년에 처음 받고 나서 마취가 풀린 것 처럼 날아갈 것 같았다. 운전을 하면서도 좌우로 고개를 돌릴 수 있어 좋았다"고 말했다.

김씨는 "이번 목 디스크는 재발한 것이 아니라 철야로 일하다가 새롭게 문제가 나타난 것"이라며 "도침 시술 이후 목을 돌려도 당기거나 아프지 않다"고 말했다.

김씨는 고등학생 시절에 말뚝박기를 하다가 급성 허리 디스크로 도침 시술을 받기도 했다. 엄마 황○○ 씨가 수술은 절대 시키지 않겠다며 수소문 끝에 알아낸 도침 시술을 받는데 격투기를 할 정도로 지금까지 문제 없이 지낸다고 한다.

김씨는 "도침 시술은 효과가 즉각적으로 나타난다는 점에서 일반 침 치료와 다른 것 같다"고 말했다.

권○○(55) 씨는 작년부터 목 뒤쪽 통증과 함께 오른쪽 팔과 손바닥이 저리는 목 디스크 증세가 나타났다. 특히 2~3분 간격으로 오른쪽 등에 전기에 감전되는 듯한 통증이 찾아왔다.

권씨는 "가만히 있어도 통증이 있었다. 통증 때문에 잠도 설쳐 미칠 지경이었다"고 말했다.

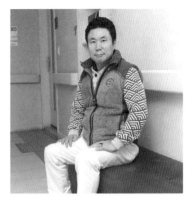

권○○ 씨

권씨는 동네 정형외과에서 물리치료도 받고 한방 병원에서 4~5개월 간 침도 맞았지만 전혀 효과가 없었다고 했다.

도침은 우연한 기회에 알게 됐다. 권씨는 "동네 찜질방의 매점에서 음식을 사는데 등짝이 또 찌릿하며 저려와서 순간적으로 짜증을 냈더니 매점 주인이 가보라고 추천해줬다"고 말했다.

권씨는 이달 초와 최근 두 차례 도침 시술을 받았다. 그런데 처음 받고 나서는 전혀 효과가 없어서 신뢰가 안갔다고 한다. 하지만 2차 시술 후에는 50% 가량 저려오는 것이 완화됐다.

권씨는 "두번째 시술 이후 저려오는 강도가 약해졌다. 목을 뒤로 젖혀도 별로 아프지 않다"고 말했다.

권씨는 이제서야 조금 신뢰가 간다며 조만간 3차 시술을 받을 예정이다.

권씨는 "대침을 목에 찌르는 것이어서 무척 무서웠지만 너무 아파서 지푸라기라도 잡는 심경으로 도침을 선택하게 됐다"며 "부작용은 아직까지 없다"고 말했다.

Q. 목이 아프고 팔이 저리면 모두 목 디스크인가요?

A. 목이 아프고 팔이 저린 증상은 경추의 신경근에 병이 생겼기 때문이다. 이런 경추 신경근 병증의 원인에서 목 디스크가 차지하는 비율은 단지 20~25%이며, 가장 흔한 원인(70~75%)은 경부 척추증(경추 복합증)이란 퇴행성 질환이다. 경부 척추증은 목 디스크가 탄력을 잃어서 주저앉으면서 디스크 높이가 줄어들고, 앞뒤의 구추관절과 후관절이 비후되는 점진적인 퇴행성 질환이다.

허리디스크 수술 후 위아래가 재발된 경우

50대 후반의 점잖은 부인이 내원했다. 이 환자는 이전에 나에게 치료를 받은 환자의 적극적인 추천을 받았다는 말을 처음부터 꺼냈다. 이 환자의 주요 증상은 왼쪽 서혜부 통증과 무릎 위의 감각이 저하되면서 계단을 올라갈 수 없다는 것이었다. 20분쯤 걸으면 다리에 쥐가 나서 뻗치는 통증 때문에 주저앉는다. 그리고 야간에도 무릎을 펴면 통증이 오고, 계단을 오르기가 힘들다고 했다. 이 환자는 2013년에 좌측 다리에 극심한 통증이 와서 어쩔 수 없이 뼈 일부를 도려내는 후궁절제술을 받았다. 그 이후로 나름대로 조심했으나 주부가 엎드려서 일하거나 물건을 드는 일을 평생 한 번도 하지 않고 살 수 있을까?

공주처럼 허리 편안히 펴고 살 수 없는 것이 우리 현실이다. 그렇게 지내다가 2015년 12월쯤 갑자기 이런 증상이 심해져서 무서운 마음이 들었다. 왜냐하면 처음 수술할 때 다음에 재발이 되면 앞뒤로 인공관절을 넣고 뼈에 쇠를 박는 수술을 해야 한다는 고지를 받았기 때문이다. 그런데 주변에 그런 수술을 받은 환자들을 보니 수차례 재수술을 하면서 고통스럽게 살고 있었다. 그래서 우선 꼬리뼈를 통해 주사를 넣는 시술을 받았는데, 이후에 통증이 오히려 악화돼 다시 수술을 권유 받았다. 낙심하던 중에 지인의 소개로 우리 병원에 오게 된 것이다.

필자는 이런 연구를 수년 동안 환자를 보면서 진행해보았다. 결국 문제는 수술을 해서 뼈의 일부분을 절개해주면 위 아래를 연결해주는 뼈의 축이 무너지면서 뼈가 돌아간다는 것이다. 그러면 위에 있는 디스크가 견디지 못해 약해지고, 또한 수술부위가 터져 나오게 된다.

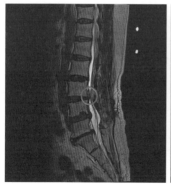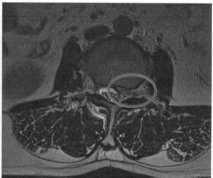

이 환자도 마찬가지로 요추 4~5번 위에 있는 요추 3~4번 사이 디스크
가 터져서 위로 흘러나왔다. 그래서 왼쪽으로 가는 신경을 눌러서 마비가
오게 된 것이다. 현재까지 의학으로는 어쩔 수 없이 요추 3~4번 수술을
또 하고 요추 3~4번, 4~5번을 묶어주는데, 이 환자는 불행하게도 요추
5번과 천추 1번 사이 디스크가 크게 터져서 중앙으로 밀려나왔기 때문에
결국 뼈 6개에 한꺼번에 쇠를 박아야 한다. 수술을 다시 한다고 해도 이후
에 요추 2~3번이 터지는 악순환을 또 겪게 될 것이다.

비수술치료를 해야 한다. 요추 5번과 천추 1번 사이의 디스크는 중앙으
로 나와서 신경에 큰 압박을 주지 않는 상태였다. 그러나 요추 3~4번 사
이 디스크는 크게 나와서 신경을 크게 압박하고 있었다. 환자에게 안심을
시키고 시술을 해서 침, 약침 등을 이용해 3~4번 디스크를 밀어서 신경
을 압박하지 못하는 방향으로 밀어냈다. 대개 터진 디스크는 액상의 고체
상태를 띄고 있기 때문에 어느 정도 밀어내면 밀리고 또한 시간이 지나면
서 흡수된다. 이 환자는 2회 시술을 받고 감각이 돌아오기 시작했다. 그리
고 층계를 올라가는 것이 된다고 매우 좋아했다. 그는 회진 중에 누워있

다가 필자의 손을 두 손으로 붙잡으면서 "매우 감사합니다. 어떻게 이런 기술을 갖게 되셨나요"라고 감동에 찬 목소리로 고마워했다. 그리고 소개해준 지인이 그 병원은 빨리 가야 하니 무조건 예약하지 말고 밀고 들어가라고 했다면서 웃었다.

원리침술과 한방의 약침술은 재미있게도 수술 후에 이렇게 문제가 되는 것을 척수 밑에서 누르고 있는 디스크를 밀어내어 치료할 수 있는 좋은 기술이다. 이런 환자에게 꼭 전해주고 싶다. 수술을 권고 받는 것은 당연하고 전세계가 그렇게 정리하고 있다. 그러나 이런 환자들에게 여러 사례를 보여주면서 수술하지 않고 침 시술을 받아보라는 권고를 해보고 싶다.

요추 3~4번 사이의 디스크가 터진 경우는 수술을 하고 나면 허리 중심축이 무너져버리기 때문에 매우 불안정하게 된다. 그래서 가능한 한 수술하지 않는 것이 좋다. 또한 3~4번 부위는 4~5번보다 공간이 넓기 때문에 디스크를 밀어내면 어느 정도만 공간을 확보해도 신경이 회복될 수 있다. 이런 경우는 매우 많은 치료를 해주었다.

안타까운 것은 '시술이면 그냥 다 같은 거겠지' 라고 생각한다는 것이다. 이런 디스크 문제로 감각이 이상하고 힘이 떨어진 환자들이 시술을 받으면 통증이 사라지고, 이후에 신경의 기능이 돌아온다. 어떤 결정을 하기 전에 꼭 한 번 상담을 하면 좋겠다. 단지 멀고 귀찮다든지, 이해가 되지 않는다는 이유 때문에 스스로 후회할지도 모를 결정을 하지 않았으면 좋겠다. 주변에 한의사 선생님들에게 물어보고 사실인지 확인해보아도 좋은 조언을 얻을 수 있다.

여러 개의 핀을 박고 디스크를 제거해야 하는 수술에서 벗어나 일상생활로 돌아가서 서서히 힘이 돌아오고 있는 환자는 나날이 행복한 삶을 살게 될 것이다.

우리는 보통 한 달 주기로 3회 정도의 시술을 권유하는데, 이것은 신경이 오랫동안 압박되어 섬유화된 것이 압박이 사라지면서 스스로 기능을 회복되는 데까지 그 정도 시간이 걸리기 때문이다. 디스크가 터져서 마비가 오고 감각 이상이 있는 환자들에게 좋은 희망을 주고 싶다

경추관협착증, 비수술치료

경추관협착증은 목디스크와 증상이 매우 유사하다. 경추관협착증과 목디스크 둘 다 경추의 신경이 눌려서 오는 질병이기 때문에 목과 팔에 통증이 온다. 하지만 증상이 비슷하다고 두 병을 비슷하게 취급해선 안 된다. 경추관협착증은 목디스크 상태를 지나 퇴행화가 심해지면서 신경 통로가 좁아져 오는 병이기 때문에 일반적인 목디스크 보다 치료하기가 어렵다.

병원에 60대 남자 환자가 왔다. 원래 목이 안 좋은 편이라서 20년 전에 목디스크 수술을 하라는 얘기를 들었는데, 침치료 물리치료를 하면서 좋아졌었다고 했다. 그런데 두 달 전부터 목에 찌르는 통증이 오면서 손가락에 힘이 없다는 것이다. 대학병원에서 경추관협착증을 진단받고 수술이 어려워 2번에 나눠서 수술을 해야 한다는 말을 들었다고 했다. 이미 허리 협착증 수술을 받았던 경험이 있었기 때문에 목까지 수술을 하기에는 매우 겁이 났다.

그래서 이번에도 버티는 데까지 버텨보자 하면서 약도 먹고, 주사도 맞고, 재활치료도 열심히 받았지만 손가락에 힘이 없는 것은 계속됐고 어떤 때는 다리에 힘까지 빠지는 느낌도 들었다. 수소문 끝에 우리 병원을 찾았다. MRI를 살펴보니 3번과 4번 사이의 신경이 심하게 눌려있어 하얀색으로 변성이 되어있는 게 보였다.

이 환자의 경추 3번과 4번 사이의 협착된 부위의 관절을 벌려서 신경을 감압하는 도침술, 원리침술을 해줬다. 한 달 만에 다시 내원한 환자는 손가락 힘이 많이 돌아왔고, 원래 팔을 들어올리면 통증이 있었는데 그 증상도 없어졌다며 매우 좋아했다. 환자와 함께 매우 기쁜 순간이었다.

도침과 원리침은 만성화된 목질환에 매우 효과적이다. 도침으로 관절 강의 압력을 줄여서 팔저림을 해소하고, 목과 등의 근육들을 원리침으로 치료하면 피부와 근육 간에 혈류 순환이 증가하며 머리, 목, 등의 근육의 긴장이 해소된다.

경추관협착증은 목디스크보다 퇴행화가 많이 진행된 상태로 오고, 이미 만성적인 상태로 오기 때문에 치료가 어려울 때가 많다. 통증이 발생했다면 그리고 팔에 감각이 이상하거나 힘이 떨어지기 시작했다면 지체말고 치료를 받아야 한다. 빨리 치료할수록 치료결과도 좋기 때문이다. 지금 경추관협착증으로 수술을 고려하고 있는 분들이 계시다면 더 지체하지 말고 도침술, 원리침 시술을 받아보기를 권한다.

빠른 치료가 분명히 당신의 대퇴골두를 보전하게 만들 것이다.

대퇴골두무혈성괴사란?

대퇴골두 무혈성괴사는 대퇴골두에 혈액순환이 잘 되지 않으면서 뼈가 썩는 병이다. 병이 발생하는 특별한 원인이 밝혀지지 않았지만 일본 정형외과 보고에 의하면 스테로이드 치료에 의해서 37.4%, 과도한 음주로 21.8%, 그 외 여러 가지 원인으로 일어나는 특발성이 37.1% 라고 한다.

보통 음주가 잦은 30~50대 남자들이 갑작스런 넓적다리 뼈에 막연한 통증을 호소하며 병원을 찾는다. 뼈가 괴사된 부위에 따라서 앞쪽으로 아픈 사람도 있고, 엉덩이 쪽으로 아픈 사람도 있다.

치료방법 많지 않은 대퇴골두무혈성괴사, 치료 선택 잘해야

이 병은 심해지기 전에는 엑스레이로는 잘 나타나지 않는 경우가 있어 넓적다리 뼈 주변의 통증으로 엉뚱한 치료를 받는 사람들도 있다. 우리병원에 온 어떤 분은 올해 들어 갑자기 허벅지 앞쪽에 통증이 오면서 다리에 힘이 들어가지 않았다고 했다. 무릎 검사를 했더니 무릎 연골이 파열된 소견이 보여서 수술을 했는데 다리 힘은 계속 없었고, 허리 검사를 했더니 허리에도 디스크가 있어 허리 수술도 하게 되었는데 증상은 마찬가지였다. 마지막에 양측 고관절 검사를 해보니 대퇴골두 무혈성 괴사를 발견하게 되었는데 마땅한 치료법을 찾지 못해 비수술적 치료인 도침, 원리침으로 치료하는 우리병원을 찾게 되었다고 했다.

대퇴골두 무혈성괴사는 아직 비수술 치료는 뚜렷한 치료가 없고, 결국 병이 점점 악화되면서 마지막에 수술을 하게 된다. 인공관절 치환술은 수술의 수명이 있기 때문에 젊은 환자의 경우 선뜻 수술을 결정하기가 어렵다. 어떤 40대 남성분은 대퇴골두무혈성괴사로 걸을 때마다 절뚝거리는 모습을 남들에게 보이기 싫어 점심시간 마다 도시락을 싸와 책상에서 식사를 했다고 했다. 진통제로 버티긴 했지만 일상생활이 많이 힘들다고 했다.

대퇴골두무혈성괴사의 비수술치료, 도침술, 원리침술

중국의 도침술은 오래전부터 대퇴골두 무혈성괴사를 연구하였다. 대퇴골두 무혈성괴사는 혈액공급이 잘 되지 않아 생기기 때문에 도침술, 원리침술을 통해서 고관절을 치료하면 혈액공급이 되면서 괴사가 중단되고 손상된 부위의 염증은 회복되며 단단해져 골절이 더 이상 진행되지 않는다.

관절낭 주변을 치료하고 대퇴골두에 통로를 만들어 혈액순환을 도와줘 통증을 감소시키고, 고관절의 짧아진 근육들을 풀어줘 고관절이 잘 움직일 수 있게 한다. 신생혈관이 생겨 괴사된 조직의 혈액순환을 돕고 어느 정도 재생을 해서 통증이 호전된다는 이론이다.

1기부터 4기까지 모두 통증 감소

도침술은 중국에서 수없이 시연되어 증명되어온 치료법이다. 우리 병원에서도 수많은 사람들이 치료를 받았었는데 대퇴 골두의 염증이 막 시작된 사람은 치료 후 MRI에서 염증이 감소하였고, 이제 골프도 하고 술도 다시 마시고 있다. 또 어떤 사람은 이미 오른쪽은 인공관절 수술을 하였고 왼쪽도 수술을 해야할 정도로 고통스러운 상태였는데 치료 5년이 지난 지금 많이 회복되어 등산을 다니고 있다. MRI에서 진행이 멈추고 괴사된 부위가 어느 정도 재생이 된 것이 보였다. 심지어 루푸스로 스테로이드 치료를 받아 대퇴골두 괴사가 많이 진행되어 휠체어를 타고왔던 소녀가 이제는 걸어다닐 수 있다.

빠른 치료할수록 빠른 회복

도침요법은 1기~2기 환자는 물론 4기 환자에게도 효과를 내고 있다. 빨리 치료할수록 더 이상 괴사의 진행을 막아 손상된 상태에서 멈추고 호전도 빠르기 때문에 대퇴골두무혈성괴사를 발견하면 최대한 빨리 치료받는 것이 좋다. 그리고 가장 중요한 점은 대퇴골두가 어느 정도만 남아있어도 그 뼈가 단단해지면 주변에 연골을 대신하는 유사섬유가 생겨 연골역할을 어느 정도 행해준다는 것이다.

대퇴골두 연마법이란?

대퇴골두무혈성괴사를 도침, 원리침으로 치료한 후에 해야하는 운동이 있다. 바로 대퇴골두 연마법이다. 누워서 괴사된 쪽의 무릎을 잡고 배쪽으로 끌어당겨 구부린 후 고관절에 힘을 줘서 한 방향으로 10회 정도 돌리고 반대로 10회 정도 돌리기를 1일 1~3회 정도 시행한다. 대퇴골두의 마찰이 일어나면서 염증이 빨리 없어지고 조직괴사 흡수가 일어나서 동시에 연골세포와 섬유모세포가 증식되어 회복을 하는 운동이다. 3개월정도 꾸준히 하면 효과가 난다.

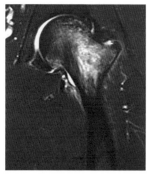

치료 전 대퇴골두가 괴사되어 하얗게 보임

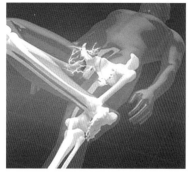

대퇴골두 괴사로 다리를 벌려 내릴 때 통증이 있다

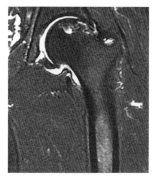

치료 후 대퇴골두 염증부위 감소한 모습

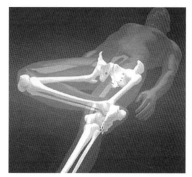

치료 후 다리를 벌려 내릴 때 통증이 없이 잘 내려간다

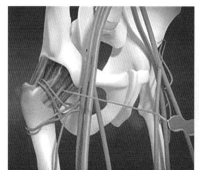

괴사된 대퇴골두 주변 인대들을 치료하는 모습

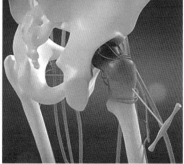

대퇴골두를 감압하는 모습

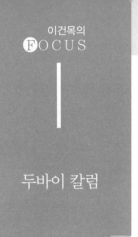
두바이에 석유딜러 회사 사장인 Mr. Ayoob의 초청으로 1월 9일-10일간 한국의 원리침에 대해서 프레젠테이션을 가졌다. 한국에서 치료받은 무역회사 회장의 소개로 이루어졌는데, 카자흐스탄 대통령 사돈들이 와서 치료를 받고난 후 매우 호평을 받아서 이루어지게 되었다.

두바이에서 한방의료행위를 할 수 있도록 많은 향후 지원을 위한 협의를 가졌다. Mr. Ayoob는 보건복지부 차관의 친척으로, 향후 한국의 원리침술에 대해 관심을 가지고 있었다.

그들은 일을 하지 않아서 몸이 비대한 편이고, 따라서 요통들이 많다. 목 디스크도 많다. 그들의 종교 성격상 수술보다는 비수술에 대해 호기심이 더 많고, 이러한 치료를 함으로써 두바이는 중동의 herb가 됨으로써 주변의 아프리카의 부호들이 모이는 곳이라고 설명해주었다.

그쪽에서는 치료형태가 일정 병원에서 주사치료를 하다가 낫지 않으면, 외국으로 수술치료를 받으러 나간다고 한다. 현지에도 중국 한의사들이 있는데 치료효과가 좋지 못하다고 하였고, 우리의 치료법이 들어가면 매우 만족스러워할 것 이라고 하였다. 현지인들은 전세계의 유명한 회사원들이 거주하고 있어 300만 정도이다.

중동 자체 내에서 많은 호응이 일어나면 주변 국가에 대단한 영향력을 끼칠 수 있을 것이라고 얘기하였다. 이러한 치료법에 대해서 구체적인 상의를 하기로 하였다.

이건목 원장은 디스크를 수술하지 않기 위해서 구멍을 뚫어 신경을 눌리지 않게 할 뿐 아니라 척추 디스크가 일정량 나와서 지속적으로 누르고 있는 부위를 집어넣어서 신경이 눌리지 않도록 하는 방법으로 유명하다. 미국 학회에 발표해서 만성화된 목 디스크 질환을 수술 없이 고치는 방법을 발표하기도 하였다.

중동도 수명이 늘어나면서 협착증이 많아지고 있다. 살 찐 환자들은 협착 수술을 받기 어려울 뿐 아니라 받은 후에 재발이 잘 일어나기 때문에 보존적인 치료법이 좋다. 치료법이 매우 간단해서 치료 후에 회복이 쉽다. 대개 1–3회 치료를 받는데, 심한 환자들도 치료받으면서 통증이 좋아지는 것을 볼 수 있다.

한의학이 중동에도 많이 보급이 되어 한의학 보급의 메카가 될 수 있도록 노력해보겠다고 하였다. 젊은 한의사들이 외국으로 갈 수 있도록 교육과정도 만들고, 가능하면 양 한방공부를 함께 시켜서 외국에 가서 의료의 선구자적/지도자적 역할을 할 수 있었으면 좋겠다. 두바이 왕이 하버드 대학과 자매결연을 맺어서 왕립병원을 만들어 시민들에게 무료진료를 해주게 하였고, 외국에서 들어올 수 있는 헬스케어센터를 만들어서 지원하고 있다. 우리 한국도 이런 중동 쪽에 많은 계획과 관심을 가지고 치료센터를 만들어갔으면 좋겠다.

이제는 세계와 경쟁할 수 있는 한국의 젊은이들이 되었으면 좋겠다.

척골신경 포착 증후군

일반적으로 손이나 손목이 저리고 아프면 목디스크나 수근관증후군이라고 진단하는 경우가 많다. 그러나 손목과 손의 저림과 통증은 증상의 위치에 따라 원인이 다양하다. 그 중 척골신경 포착 증후군으로 인한 손저림 증상은 보통 팔꿈치 안쪽과 4,5번째 손가락쪽으로 저리는 증상이 나타난다.

척골신경은 목에서 나와 팔꿈치 안쪽을 통과하여 4,5번째 손가락의 운동 및 감각을 지배한다. 척골신경 압박은 관절부위에서부터 압박(주관절 증후군)되거나 손목 부위에서 압박(척골관 증후군)될 수 있다.

팔꿈치 부위에서 척골신경이 눌리게 되면 아래팔 안쪽에서 손바닥 아래쪽으로 방사되는 통증이 나타난다. 심한 경우 손가락 사이의 근육이 말라서 살이 빠진 것처럼 보이기도 하고, 약지와 새끼손가락이 구부러져서 마치 갈퀴모양으로 변하기도 한다. 또한 물건을 움켜쥐는 힘이 떨어져 단추를 못 채우거나 병 따기, 문고리 잡기, 동전 잡기 등의 증상이 어려워지게 된다.

가장 흔한 증상은 전완부 내측에서 손의 척측 부위로 방사되는 통증으로 수주에서 수년간 증상이 지속된 경우도 종종 볼 수 있다.

또한, 증상은 주관절의 굴곡과 일치되어 나타날 수 있으며, 반복적으로 주관절의 굴곡과 신전을 많이 하는 작업 시 악화되기도 한다. 척골신경의 감각 분포 영역에 감각 저하나 소실 또는 이상 감각이 관찰될 수 있으며, 척골 신경에 의해 지배되는 내재근의 마비도 관찰될 수 있다.

척골신경 압박은 반복적으로 팔꿈치 관절을 구부렸다 펴는 작업을 하거나, 팔꿈치를 굽히고 엎드려 잠을 자는 습관을 가진 사람에게 흔히 발생한다. 또한 외상에 의해서도 발생할 수 있다. 보존적 치료는 증상이 간헐적으로 나타나고 심한 기능적 문제가 없는 경우에 우선적으로 시행되고 있으며, 보존적 치료에 실패한 경우 신경박리술, 내상과절제술, 척골신경의 전방전위술 등의 수술적 치료를 하고 있다. 원리침 요법을 통한 척골신경 포착 증후군의 치료는 신경을 누르고 있는 비후되거나 유착된 인대를 박리시킴으로써 신경의 흐름을 원활히 해주는 비수술적 치료법이다. 신경을 자극하지 않기 때문에 부작용이 적고, 10-20분의 짧은 시간과 2-3회의 시술을 통하여 효과를 볼 수 있다.

치료받은 이후에도 팔꿈치의 사용을 최소한으로 줄이고, 턱을 괴거나 팔꿈치를 굽히고 자는 등의 동작을 피하여 재발되지 않도록 유의하는 것이 좋다.

추간공 협착증, 신경주변의 섬유화를 제거하면 염증이 스스로 없어진다

치료효과가 지속되는 추간공협착증 치료는?

추간공 협착증은 신경의 허혈, 즉 신경에 영양공급이 되지 않아 염증과 통증을 일으키는 것이다. 지속적인 치료효과를 얻으려면 직접 신경주변의 섬유화를 풀어주고 신경에 영양공급이 되게 해야 한다. 환자들에게 가끔 이런 질문들을 받는다. 치료할 때 주사 약물을 쓰는가? 우리는 주사약물을 쓰지 않는다. 그 이유는 주사약물을 쓰지 않아야 치료효과를 제대로 알 수 있고, 치료효과가 지속되는 치료를 하기 위해서이다.

병원에 중년의 부인이 엉덩이, 다리에 통증이 심하다며 내원했다. MRI 상 추간공 협착증이라는 진단을 받고 수술을 고민했다. 주변을 보니 수술을 만류하는 사람들이 10에서 7이었다. 수술이 두려워 신경을 치료하는 주사약물치료를 받았다. 주사 치료 후 일주일간 좋았는데 이후 다시 재발하게 되었다. 고생하던 중 친구에게 소개를 받아 왔다고 했다. 처음에는 반신반의하였지만 치료 후 통증이 서서히 없어지는 걸 보고 매우 신기해했다. 1차 치료 후 60%이상 통증이 없어졌다. 잘 때 아파서 수없이 깼는데 통증없이 잠을 자고, 500m를 걷기가 힘들었는데 지금은 시장을 볼 정도로 가벼워졌다. 환자는 이 치료가 흉터도 남지 않고, 치료 후 바로 움직일 수 있고, 하던 일도 가능하다는 것에 매우 만족해했다. 3회 연속으로 치료를 하면 재발 없이 계속 좋아질 수 있다. 이분은 치료를 받고 수개월이 지나도 재발되지 않았다.

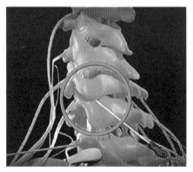

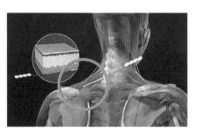

척추 관절낭을 벌려주는 치료모습

둥근 도침으로 유착, 점연된 근막을 풀어서 어깨의 통증이 없어지는 모습

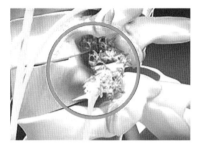

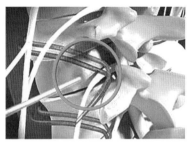

탈출된 디스크가 신경과 인대에 엉켜 들러붙어 있는 모습

디스크와 신경근 주변의 엉켜붙은 인대와 유착물을 분리하여 혈액순환이 되게 한다

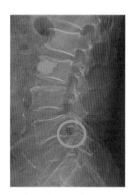

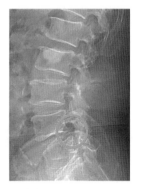

치료 전후 : 신경이 나오는 통로인 추간공이 넓어짐

왜 그런 치료 효과가 있을까?

디스크가 탈출되어 만성화되면 신경이 오랫동안 눌려있어 염증반응이 일어나며 부종을 만든다. 부종을 통해서 섬유화가 된다. 섬유화가 진행되면서 신경 주변의 인대들이 서로 엉켜 붙어 신경에 혈액순환이 원활해지지 않으면서 영양결핍이 된다. 이것이 결국 만성통증이 된다.

이런 부위는 수술하기도 어렵고 주사도 일시적 효과를 낼 수 밖에 없다. 우리가 특수 고안한 침법은 이 부위를 신경손상없이 치료 할 수 있다. 또한 기존 90-120도 에서만 접근하던 것을 360도 전체적으로 접근하면서 신경주변을 풀어주면 신경막이 떨어져서 당기는 통증이 없어진다.

이런 치료를 할 때 가장 중요한 것은 신경을 다치지 않게 하는 것이다. 그런 문제를 해결해서 특허가 등록이 된 것이다.

도침 협착증 치료효과 SCI급 저널 E-CAM에 게재 "세계적 학술지에서 국제적으로 인정받아"

이번 연구는 협착증을 가진 환자 중 원리침 시술을 받은 47명을 대상으로 시행 되었으며, 시술 후 1년이 지나도 통증감소가 지속되는지 조사하였다. 그 결과 환자들의 통증척도(vas)와 요통 기능장애점수(ODI)가 1년이 지나도 유의하게 감소 되었다는 것을 확인 했다.

허리 디스크가 나와서 신경을 누르는 것 때문에 통증이 온다. 대체로 조그맣게 나올 때 팽륜이라 하고 좀더 크게 나오면 돌출이라 한다. 돌출은 척추간의 디스크 크기보다는 좀더 넓이가 넓어야 함을 전제조건으로 한다. 디스크가 터지는 경우에는 인대를 뚫고 나오는 것을 말한다. 이것이 신경을 압박하고 위아래로 전이되는 경우도 있다. 여기서 가장 큰 문제점은 신경의 압박인데, 가운데로 나오는 경우와 측 외측으로 나오는 경우, 추간공을 누르는 경우, 완전 외측으로 나오는 경우가 있다. 문제는 디스크 자체의 성질에 달려있다. 디스크 자체가 딱딱한 경우와 부드러운 경우, 터져서 액체인 경우로 나누어진다. 액체인 경우는 급히 통증이 있으나 치료하면 잘 낫는 편이고, 터지지 않는 경우는 압박을 오랫동안 지속할 수 있지만 회복이 잘 되어 3-6개월 사이면 낫는다. 딱딱한 디스크는 탈출되면 6개월에서 1년이상 통증이 지속된다. 신경을 누르지 않게 하는 것이 중요한데, 측방부에서 신경을 누르는 경우가 통증이 극심하다. 가운데로 탈출된 경우 공간이 넓어서 어느 정도 신경을 눌러도 피할 수 있기 때문에 통증이 극심하지 않다.

측방으로 터진 디스크를 어떻게 해결할 것인가? 추간공 바깥쪽에서 누르는 경우 어떻게 할 것인가?

Sub-articular / far-foraminal / foraminal 인 경우도 문제이다.

기존의 치료 방법으로는 뼈를 laminectomy를 사용해서 일부를 절개해서 공간을 확보해주는데, 가운데나 가운데 측방부인 경우에는 효과적이나 위의 Sub-articular/ foraminal의 경우에는 전혀 효과적이지 않다. 그래서 수술해도 도움이 되지 않는다고 한다.

그래서 이런 부위에 대한 치료를 할 때, 위에 있는 후관절을 부분적으로 절개해서 치료하거나 내시경으로 들어가서 튀어나온 부위만 절개해서 빼내는 방법, 레이저로 지지는 방법을 시도하였는데, 신경근이 있기 때문에 어느 정도 효과가 조금 있거나 전혀 효과가 없다. 특히 고주파로 하는 방법은 이론적으로는 디스크 속에 있는 압력을 줄여서 디스크를 뒤로 빠지게 하는 경우인데, 이런 방법으로 효과 있는 디스크들은 2-4주 지나도 스스로 나을 디스크들이다. 디스크를 고주파로 치료할 필요가 없다는 논문들이 많다. 왜냐면 고주파로 손상시키면 디스크가 퇴행화되어 죽어버리기 때문이다.

임상적으로 디스크가 크게 터졌어도 1년 정도 지나면 디스크가 사라지고 손상된 디스크도 회복되어 수분이 회복되는데, 디스크는 스스로 생존하는 능력이 있어 살아있는 생명체와 비슷하다. 살아있는 혈액을 공급받아서 생존해내는 역할을 하고 있는 것이다. 따라서 파괴시켜서는 안 된다는 것이 임상적 관찰의 결론이다. 박○○이라는 환자의 전후 사진을 증거로 제시한다.

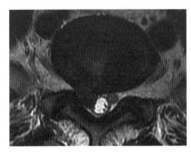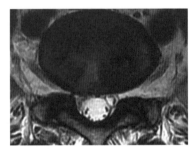

2014.12.23 박○○ 환자   2016.1.7 터진 디스크가 회복된 모습

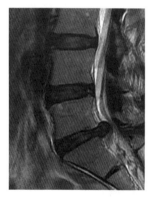
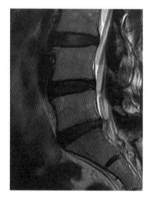

2014.12.23 박OO 환자   2016.1.7 터진 디스크가 회복된 모습

이런 의미에서 고주파/레이저는 생각해 봐야 한다. 환자를 보다 보면 디스크 sectomy 수술을 하고 부분적으로 빨거나 제거해버리는 수술이다. 이런 경우에 얼마 되지 않아 크게 터져버리는 경우가 많다.

김OO이라는 환자는 2015년 4월에 디스크를 부분 절개하는 laminectomy 수술을 받은 후에 얼마 되지 않아 조그만 물건을 드는 과정에서 디스크게 크게 터져 나왔다. 앞뒤로 디스크를 제거한 뒤 인공디스크를 넣고 쇠를 박는 수술을 해야 한다고 했다. 그러나 이 환자는 수술 후에 위아래가 터지는 문제가 생긴다 하여 고민하여 찾아오게 되었다. 우리는 원리침이라는 도구를 사용하여 추간공 사이로 집어넣어서 터진 디스크를 안쪽으로 밀

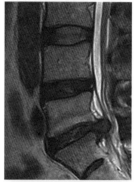
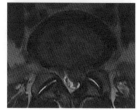

2016.2.2 김OO 환자 디스크가 터져 나온 모습

어 넣는 치료법을 사용한다.

　물론 크게 터져 나온 경우 한번에 들어가지 않지만, 들어가는 압력을 가해주면 디스크 수분이 빠르게 흡수 되는 과정을 볼 수 있다. 그러한 예는 정○○ 환자의 예에서 볼 수 있었다.

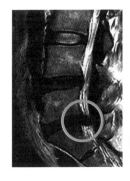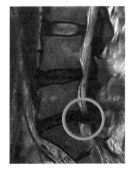

2015.11.26
정○○ 환자

2016.01.27 디스크가
흡수된 모습

　그래서 디스크는 충분히 들어갈 수 있다. 또한 디스크가 크게 터져서 1년동안 아문 후에 저림이 계속될 때, 디스크가 푸석해질 때 집어넣기 용이하다. 수분이 없어지면 탄력성이 떨어지면서 푸석해진다. 이○○ 환자는 MRI에 보면 디스크가 튀어나왔는데, 집어넣으면 잘 들어간다. 이 환자는 다리가 땅겨서 허리를 펴지 못했는데, 다음날 허리가 가뿐해서 퇴원했다.

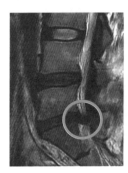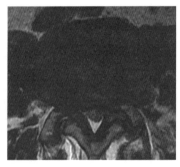

2015.5.12 이○○ 환자 디스크가 터져 나온 모습

맞춤형 치료를 해야 한다. 크게 터져서 성해있을 때는 수분이 빠질 때까지 밀어 넣어서 스스로 압력이 줄을 때까지 해야 한다. 빨리 통증을 없애는 것이 중요하므로 지지거나 내시경으로 들어가서 빼내거나 수술해야 한다고 주장하지만, 내시경 수술을 하는 것에 있어서는 여러 가지 의문이 많다. 내시경 수술을 통해서 빼내면 도움이 도리지 모르지만 신경손상, 출혈 등의 위험이 있다고 여러 곳에 쓰여있다. 테크닉에 따라 달라지니 보편타당성이 없다. 일반적인 의사들은 다 절개하는 수술을 할 수 밖에 없다. 디스크를 절개하는 수술은 신중히 고려해야 한다. 융합하는 수술을 받게 되는 경우는 매우 끔찍하기 때문이다.

5번과 천추 1번을 수술을 하고 4-5번이 터져서 쇠를 6개를 박았다. 그리고 나서 다리가 계속해서 저린 것이다. 위의 척추는 주저앉기 시작했다. 융합술의 예후가 너무 좋지 않다는 것이다.

이○○ 환자의 경우 사진과 같이 이렇게 되어있다. 수술을 하고 또 수술을 하고 6개의 핀을 박았는데, 핀을 박고 난 후, 추간공이 또다시 유착이 되어버리는 경우가 많다. 그러나 이 부위는 소뇌 부속물 때문에 추간공으로 들어가는 치료가 매우 어려워진다. 긁어내도 어느 정도 효과가 나거

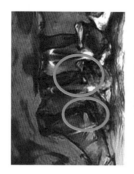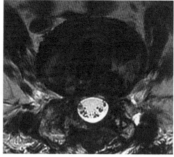

2016.2.3 이○○ 환자 추간공이 협착된 모습

나 잘 안 되는 경우가 많다. 5대 5이다. 결론적으로 뼈를 제거하지 않아야 한다. 또한 디스크를 제거하지 않으면서 치료하는 방법을 제시해야한다.

우리의 원리침의 장점은 디스크가 가운데로 밀리는 경우는 황인대를 제거한다. 이때 신경을 건드리지 않도록 기구가 특화되어있다. 이것은 일본 미국 유럽의 특허를 받은 도구이다. 황인대를 제거하면 뒤에 있는 공간이 laminectomy의 반절에 준하는 효과를 갖고 있다. 압력이 줄어드는 효과가 나타난다.

디스크가 sub-articular 부위에 있는 경우에는 가운데로 밀어내면 된다. 그래서 디스크를 잡아서 안쪽으로 밀어 넣어서 신경이 덜 눌리는 쪽으로 형상을 만들어주는 것이다. 1-2mm만 밀어 넣어도 특별한 효과를

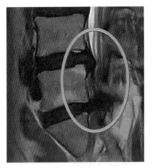
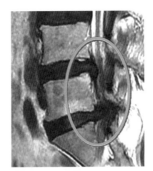

2015.12.28 박OO 환자   2016.1.5.

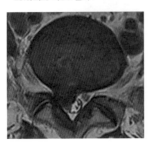
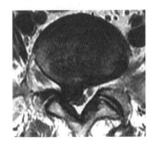

2015.12.28 박OO 환자   2016.1.5 침술 후 터져 나온 디스크가 central에 가까워진 모습

볼 수 있다. 박OO 환자처럼 어느 정도 디스크를 밀어 넣으면 힘이 돌아오는 것을 현저히 볼 수 있었다. 디스크가 눌려서 등산용 지팡이를 짚고 왔는데 시술 후 걸을 수 있다고 말했다. 조금만 압력을 풀어줘도 힘이 돌아오기 시작한다.

추간공으로 완전히 밀려있는 경우, 재미있게도 추간공은 디스크가 많이 나와도 공간이 넓기 때문에 주변의 부속물과 인대를 제거해서 공간을 만들 수 있다. 그 예로 SLRT 테스트가 크게 회복되는 경우를 흔히 볼 수 있었다. 수술 의사도 어렵다고 하는 것이 far-foraminal이다. 이것은 직접적인 압력의 문제이기 때문에 웬만한 약물로는 치료하기가 어렵다. 이OO 환자는 4주간 치료받으면서 통증이 좋지 않아서 삐뚤게 걸어서 들어

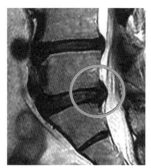 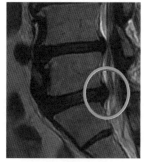

2015.12.28 이OO 환자   2016.1.28.

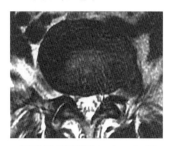 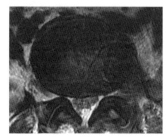

2015.12.28 이OO 환자 far-foraminal로   2016.1.28 침술 후 디스크가 열어진 모습
디스크가 터져 나온 모습

왔다. 엎드릴 수 없었고, MRI상 L5-s1에 추간공 바깥에서 딱딱한 하드디스크가 신경을 누르고 있었다. 엎드린 상태에서 신경근을 피하면서 들어가서 나온 디스크를 밀어 넣어야 한다. 넣는 느낌이 마치 푹푹푹 들어가는 느낌이 현저히 느껴진다. 이 환자는 시술 후 통증이 현저히 감소하고 2번 후에 허리가 현저히 펴져있었다.

이것의 문제점은 크게 터져 나온 디스크가 신경근을 많이 누르고 있는 추간공 관절하의 문제에 있어서는 통증이 빨리 회복되지 않는다. 1-2주 혹 한달 정도 지나면서 회복된다.

대개 4-6주 혹 8주 지나면서 통증이 현저히 없어진다. 이러한 제안을 하고 싶다. 염증이 있기 때문에 소염 시키는 주사요법은 도움이 되고, 일시적이다. 진통제를 강력하게 쓰면서 이 방법을 사용한다면, 수술 후에 디스크가 다시 터지는 경우, 뼈를 부분적으로 절개해서 다시 문제가 되는 경우, 레이저에 대한 공포심이 있는 경우, 고주파로 디스크를 죽게 만드는 경우에서 해결책이 될 수 있다.

현대의학은 종합적이어야 한다. 여러 가지 요건에 따라서 멀티 플레이어처럼 의사가 환자를 편안하고 빨리 통증을 가라앉히는 방향으로 가야 한다.

척추는 후유증이 최소로 만들어주고 재현이 가능해야 좋은 방법이다.

더불어서 말하는 것은 나이가 들어 특히 여성분들은 쇠를 박으면 매우 안타깝다. 왜냐하면 쇠를 박을 수 있는 추체 자체가 이미 골다공증이 있어서 뼈가 푹푹 들어가기 때문이다. 흔들리면서 파괴되고 돌아가버릴 수 있다. 좋지 않다. 이게 협착증이다.

협착증은 주사요법 쓰다가 안되면 뼈 절개하고 인공뼈 집어넣는 방법을 사용했는데, 오늘 홍금연 환자의 경우 척추를 박았는데 위의 디스크가 또 빠져버렸다. 몸의 2/3를 지탱해야 하는데, 바로 위에 있는 뼈가 견디지 못하고 전위되거나 흔들리고 빠져버린다. 디스크도 터져버린다. 그 부위를 구멍을 뚫어서 치료를 하면 효과적이다. 물론 이러한 경우도 추체에 구멍을 뚫어서 신경이 나올 수 있는 공간을 만들어서 낫게 한다.

3개월이나 6개월 기다려서 추간공을 만들어줄 수 있다면 매우 좋은 치료가 될 수 있다. 뼈가 부러져도 3개월이 가야 낫는데, 매우 복잡한 협착증을 한 두 번에 해결 할 수 없다. 그 동안 여러 치료를 해서 만성화된 경우에는 한번에도 효과적이나 급성의 경우는 1-2달은 투자해야 하고 3개월 이상 치료해봐야 효과적이다. 그래서 3개월 이상을 권유하고, 인내심과 신중함을 요구한다. 3개월 정도 치료할 준비를 해야 한다. 그 전에 나을 것이라는 생각을 하면 안 된다. 그 전에 나을 거라고 생각하면 우리는 집에 가라고 한다. 각서 사인도 받는다. 만성 질환은 의사와 환자 모두가 끈기가 있어야 한다는 것이다. 혹시 재발되어도 사례할 필요가 없다. 이것은 진통제를 써서 재발한 경우와 다르고 어느 정도 공간을 다시 넓혀달라고 한다.

허리를 안 쓰고 살 수는 없다. 상체를 구부렸다 폈다 안하고 살 수 있는 사람은 없다. 언제든지 재현 가능한 치료가 있다는 것은 매우 의미가 있다. 감기처럼 다시 발생한다고 해도 다시 시술을 해서 고치면 된다는 것은 행복한 것이다.

중풍이나 암이라고 생각해보자. 오랫동안 장기치료를 해도 예후가 좋지 않은 경우가 허다하다. 협착증은 그에 비하면 이제 행복한 병이다. 몇 번 치료해서 일을 할 수 있도록, 정상생활을 할 수 있고, 야간생활을 할 수 있다는 것만 해도 좋은 것이다. 짜증내지 말고 좋은 마음으로 치료받

앉으면 좋겠다.

기존 방법은 추간공으로 들어가기 어려웠다. 직접적 침습이 되어 신경 손상이 된다면 회복할 수 없는 경우가 허다했다. 필자가 본 경우도 어떤 환자가 와서 레이저 치료를 받고 걷지 못한 경우도 많이 보았다. 인류는 끊임없이 질병과 싸움을 해왔다. 우리는 신경이 닿아도 괜찮은 도구를 만들어서 신경 주변에서 시술할 수 있게 되었다. 물론 신경에 닿아서 1-2주 정도 힘이 떨어지는 경우가 있지만 2-3주 지나면 회복이 되었다. 극히 적은 경우에서도 1년 정도 지나면 회복이 되었다. 투자할만한 가치가 있다.

환자는 자기 몸에 대해 사납게 얘기하면서 선택에 대해서 얘기하지만, 자기가 충분히 여러 치료에 대해서 상의해본 후 결정해도 늦지 않다. 척추에 대해서는 한번 실수하면 평생 고생하기 때문에 사납게 생각할 필요가 없다. 좋은 또 한번의 협착증을 이기는, 디스크를 이기는, 만성 디스크를 이기는 기회를 갖게 된 것이다.

이런 아이들을 갖게 된 멋진 중의사들과 서양의학자들이 이런 기회를 준 것이다. 제발 감으로 치료방법을 결정하지 말고 충분히 이해하고 물어봐도 늦지 않다. 얼마나 소중한 몸인가? 척추가 소중한 이유는 우리가 매일 움직여야 하기 때문에, 매일 써야 하기 때문이다. 가장 가운데 위치해 있다. 왜 우리 인체의 가장 중심에 있는지 생각해보라. 이게 없으면 우리 인체는 아무것도 할 수 없다. 가장 중요한 뇌는 단단한 머리뼈로 둘러싸여 있고, 심장은 갈비뼈로 둘러싸여있다.

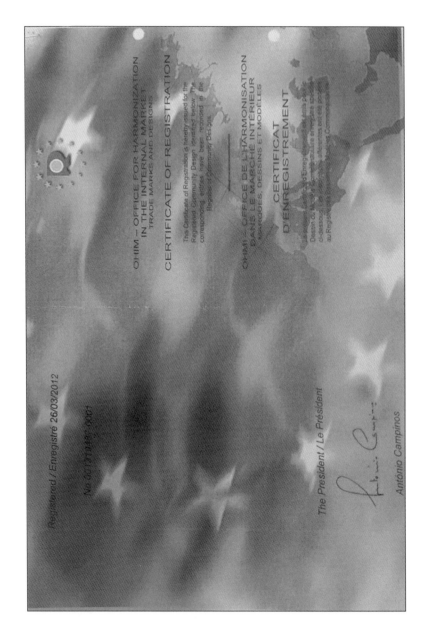

■ 유럽 특허증

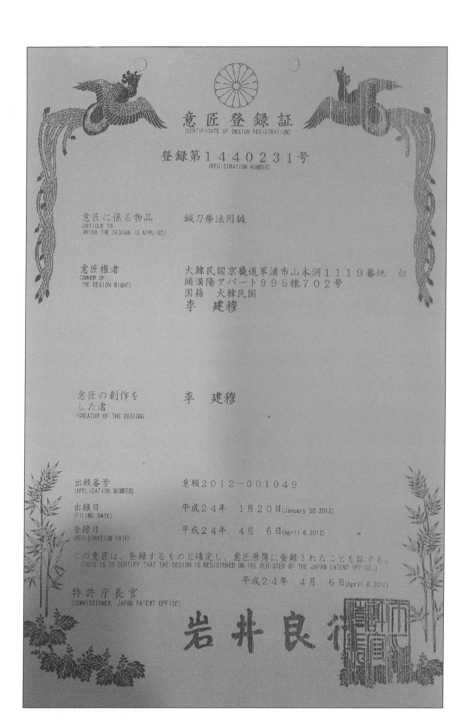

意匠登録証
(CERTIFICATE OF DESIGN REGISTRATION)

登録第1440231号
(REGISTRATION NUMBER)

意匠に係る物品   蝕刀療法用鍼
(ARTICLE TO
WHICH THE DESIGN IS APPLIED)

意匠権者   大韓民国京畿道軍浦市山本洞1119番地　白
(OWNER OF   頭漢陽アパート995棟702号
THE DESIGN RIGHT)   国籍　大韓民国
李　建穆

意匠の創作を   李　建穆
した者
(CREATOR OF THE DESIGN)

出願番号   意願2012−001049
(APPLICATION NUMBER)
出願日   平成24年　1月20日(January 20, 2012)
(FILING DATE)
登録日   平成24年　4月　6日(April 6, 2012)
(REGISTRATION DATE)

この意匠は、登録するものと確定し、意匠原簿に登録されたことを証する。
(THIS IS TO CERTIFY THAT THE DESIGN IS REGISTERED ON THE REGISTER OF THE JAPAN PATENT OFFICE.)

平成24年　4月　6日(April 6, 2012)

特許庁長官
(COMMISSIONER, JAPAN PATENT OFFICE)

岩井良行

■ 일본 특허증

원리침도가 세계 최고의 의술이 되는 그날까지

요즘은 많은 한의사가 전문의 과정을 이수하지만, 1980년대에는 대학에서 몇 명만 남아 전문의 과정을 이수하고 있었다. 1988년 레지던트 때의 일이다. 바로 윗기수 선배 중에 품성이 인자해서 내가 많이 좋아했던 선배가 군대에서 허리를 다쳐 허리 수술을 받았다고 했다. 근데 그분이 수술 후에도 1년간은 거의 허리통증 때문에 아무 일도 못 하고 지냈던 기억이 난다. 그 당시에는 허리 수술이라는 것은 허리에 10~20cm가량의 큰 흉터를 남기는 큰 치료였다. 그래서 사람들은 수술에 대한 공포심이 심했고 통증이 생기면 한의원에서 침을 많이 맞았던 것으로 기억한다.

그 이후에 수술기법이 발전되어 요즘에는 수술 흉터가 2~3cm까지 줄어들었다. 그리고 동시에 미국에서 통증 의학이 발달하기 시작하면서 수술 대신 허리에 주사를 놓는 요법이 대성황을 이루기 시작하였다. 한의학에서는 추나요법이 같이 발달하였고 많은 의사와 한의사들이 추나, 도수 치료에 열광하기 시작했다. 치료방법들은 다양하게 발전을 해왔지만, 허리질환들은 여전히 완벽하게 치료하기 어려운 질환으로 남아있다.

허리디스크는 자연 치유가 되기도 하는 병이다. 예전에는 허리디스크가 걸리면 2~3개월 끙끙 앓다가 허리 병에 좋다는 민간약들을 복용하면서 서서히 회복되는 과정을 겪었었다. 허리디스크는 시간이 지나면서 서서히 낫기 때문에 사람들은 허리병에 이 약도 좋고, 저 약도 좋다고 한다. 허리디스크 중에는 만성통증으로 가는 경우도 있다. 어느 정도 통증이 감소하였지만 계속해서 저리고, 당기는 증상이 오는 경우이다.

척추관절에 관련된 의사들은 이에 대해 수없이 연구를 하였다. 그래서 수술적인 방법이 대두되었으나 수술이 계속될수록 몇 년 후에 후유증에 시달리는 사람들은 더 늘어나기 시작하였다. 척추에 나사를 박았던 것을 재수술해서 빼고 치료를 해도 전혀 좋아지지 않은 경우도 보았다.

나도 이러한 질병을 한의학으로 치료하는데 한계를 갖고 낙심하기도 했었다. 산본한방병원장을 지낼 때 주변의 여러 지인들과 동료 의사들이 주말에 골프를 치자고 해도 노는 게 썩 마음에 내키지가 않았다. 남들이 뭐라고 할지도 모르지만 뭔가 부족하고 완벽하지 못하다는 게 늘 마음에 걸렸다.

그러던 중 88올림픽을 기준으로 중국 침도 의사들이 우리나라로 넘어오기 시작하면서 중국의 침도를 90년대에 접했다. 그들의 치료법이 매우 독특하고 신기해 보였으나 매우 위험해 보여 관망만 하였다. 우연한 기회에 중국 침도학회에 초청을 받은 이후부터는 대련 및 중국 각지에서 침도하는 의사들을 자주 만나기 시작했다. 이후 우리나라에 와서 2000년도 침도의 일종인 도침을 한방행위로 분류하여 넣었다. 2008년도 중국의 웨이하이(威海)에서 침도 의사를 만나고 학술대회에 참가하기 시작하면서 많은 다양한 침도 기술을 경험하기 시작하였다. 침보다 적극적인 치료법에 매우 기대되었다.

그 이후에 도침치료를 가지고 많은 치료를 해보면서 임상경험을 쌓았고 도침에서 원리침으로 발전시켰다. 도침의 문제는 신경과 혈관 손상의 위험성 때문에 치료하는 데 부담스러웠고 치료방법에 한계가 있어서 학회에 발표를 하고 다니면서도 한계를 솔직히 이야기 하였다. 도침을 더 안전한 방법으로 만들어 치료를 받는 환자도 시술하는 의사도 편안한 마음으로 치료할 수 있도록 계속 연구해 원리침으로 발전시켰다. 원리침으로 이전의 치료보다 훨씬 더 구체적인 방법을 제시하였다. 원리침으로 국내와 일본, 유럽 특허를 획득하였고, 미국에 특허출원 중이다. 이러한 시술은 현재 8,500회 정도 진행되었고 60만 명 이상의 침치료를 해왔다.

진통 소염 약물이나, 이러한 작용을 하는 주사는 명확한 한계가 있다. 강한 소염작용을 하는 스테로이드 주사는 오히려 급속한 소염작용이 진행되면서 유착이 된다는 것을 논문을 통해서 또 환자를 통해서 알게 되었다. 그리고 수술하지 않아도 척추 옆의 각도를 이용해서 척추 내부의 문제도 침으로 충분히 해결할 수 있다는 것을 이해할 수 있었다. 여기까지 깨닫는 데 정말 많은 세월과 노력이 걸렸다.

중국의 침도 의사들도 각자의 독보적인 기술을 가지고 있었으나 협착이라든가 무릎관절염의 정확한 실체, 중증 디스크들을 치료하는 구체적인 방법에는 접근하지 못하는 것을 알게 되었다. 30여 차례의 중국 방문을 통해 중국 침도 고수들을 만나고 견학하고 수학을 하고 국내에서 8,500회의 시술을 하면서 결론적으로 독창적인 원리침이라는 방법을 제시할 수 있었다.

만성통증은 척추관절들의 균형이 틀어지고 주변의 연조직들이 유착이 일어나는 일종의 퇴행성 변화이다. 만성통증에 접근할 때 뼈를 제거하지 않으면서 신경과 혈관을 손상시키지 않고 치료하여 유착을 풀어주고, 협착되어 막힌 곳을 뚫어 혈액이 통하게 해주면 충분히 많이 좋아진다는 것을 알게 되었다. 그동안 경험한 바로는 60대까지는 치료가 굉장히 잘되고 70대도 협착증이 좋아지는 경우를 많이 경험한다. 80 이후가 넘어가면 치료에 한계가 생기는 건 어쩔 수 없는 현상인 것 같다.

주사치료를 받고 시술을 받고 여러 치료를 하여도 마지막으로 수술밖에 없다는 요구를 받았을 때, 환자들은 엄청난 고민을 하게 된다. 주변의 수술을 받고도 낫지 않아서 고통받는 사람을 보면 결정 내리기가 어렵기 때문이다. 원리침으로 이러한 환자들을 시술하고 바로 일상생활을 할 수 있고, 일하는 데 큰 문제가 없는 치료법, 후유증을 최소화한 치료법을 개발한 것에 대해서 대단히 감사하게 생각한다.

우리 동양의학에서는 최초의 외과의라는 화타가 있었다. 화타이후에도 명나라 때 씌여진 외과정종이라는 책을 보면 침도를 해서 외과적 치료를 해왔던 것을 알 수 있다. 중국에서 꽃피고 있는 침도를 한국에서 도침, 침도, 원리침도, 원리침으로 계속 발전시키는 그런 과정에 있는 것을 영광스럽게 생각한다.

우리의 목표는 우리 치료방법에 대해 솔직하고 정직하게 자신할 수 있고, 세계최고가 될 수 있도록 연구하고 말하는 데 있다. 또한 환자들이 최소한의 시술로 최대한의 효과를 내고 간병인도 없으며 혼자 스스로 좋아질 수 있도록 만드는 데 그 목적을 두고 있다. 우리 동양의학이 세계최고가 될 수 있도록 어느 한 분야는 분명히 나와야 한다고 생각한다. 그런 날이 올 때까지 끝없이 노력하고 결과를 보일 수 있도록 하겠다.

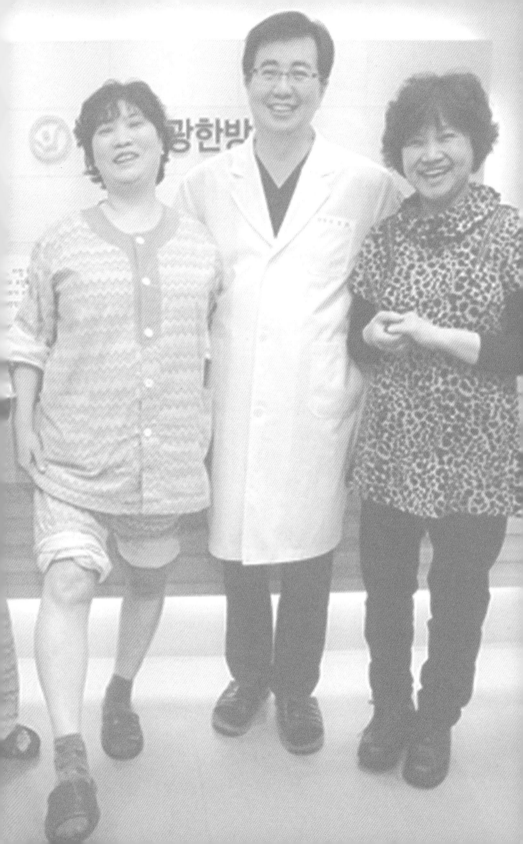